MARIA KÖLLNER

Die **Bauch-**
Selbstmassage

Der leichte Weg zur optimalen
Verdauung und einer guten Figur

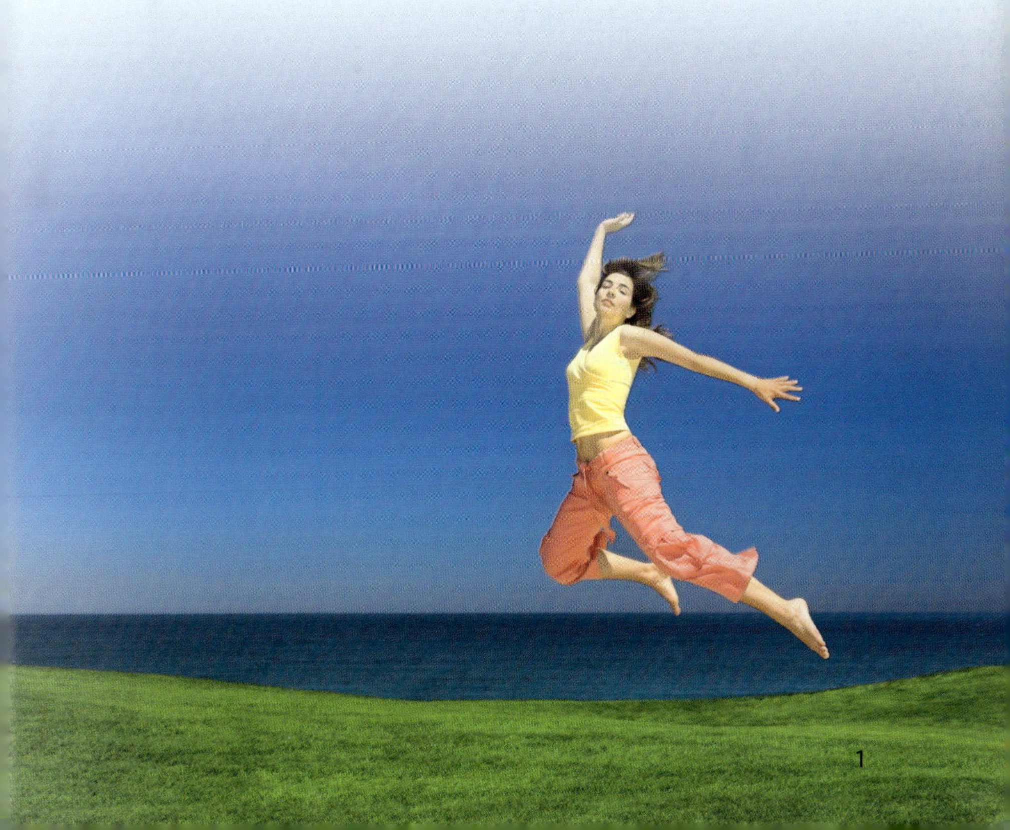

Die Bauch-Selbstmassage

Der leichte Weg zur optimalen Verdauung und einer guten Figur

© BIO Ritter Verlag,
82327 Tutzing/Starnberger See
Alle Rechte vorbehalten

6. Auflage 2011
26. - 30. Tausend
ISBN 978-3-920788-71-5

Gestaltung und DTP: Design Concept Krön KG, München
Druck: SKN Druck und Verlag, Norden

Printed in Germany
Gedruckt auf chlorfrei gebleichtem Papier

Vorwort
von Prof. Dr. Peter Axt
Ein leichter Impuls mit

Vorwort
von Heilpraktikerin Vera A. Kafka

Einleitung
von Maria Köllner

1. Kapitel
Eine Verjüngungskur in

2. Kapitel
So wird´s gemacht!
Zehn einfache Schritte,

3. Kapitel
Neue Lebensfreude
Vier Menschen berichten, wie
ihnen die Bauch-Selbstmassage

4. Kapitel
Die sauren Zeiten sind vorbei

5. Kapitel

6. Kapitel
Keine Scham: Stuhlgang ist die

7. Kapitel
Werden Sie zum Genießer
Die Natur deckt den

8. Kapitel
Tipps rund um

Nachwort

Anhang

Danksagung

Ein leichter Impuls mit großer Wirkung

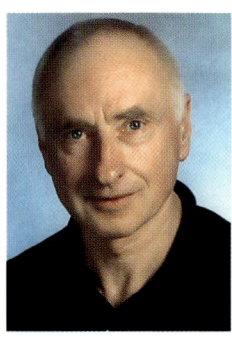

Der renommierte Gesundheitswissen-schaftler Prof. Dr. Peter Axt ist Autor zahlreicher Bücher über Gesundheit und Ernährung sowie als Berater von Führungskräften und Sportlern tätig

So lange es Menschen gibt, sind sie auf der Suche nach dem Jungbrunnen, der für immer Schönheit, Gesundheit und ewige Jugend verspricht. Kurz gesagt: Die Menschen wollen alt werden, aber nicht alt sein. In den letzten Jahrzehnten belegen immer mehr Studien, dass Jugend und Gesundheit nicht nur durch unsere genetische Ausstattung bestimmt werden, sondern zu einem hohen Maße auch durch unser Verhalten.

Wir selbst können erheblich dazu beitragen, um in jedem Alter optimal über körperliche und geistige Leistungsfähigkeit zu verfügen. Ich behaupte sogar, Gesundheit ist eine Einstellungssache: Wenn wir uns wichtig nehmen, dann gehen wir auch sorgfältiger mit unserem Körper um.

Seit mehreren Jahrzehnten befasse ich mich intensiv mit Fragen der Ernährung und komme zu dem Schluss: Gute, gesunde Lebensmittel in der richtigen Menge, zur richtigen Zeit und in der richtigen Kombination genossen, sind der Schlüssel zu einer guten Gesundheit und zu jugendlichem Aussehen. Erstaunlich ist in dem Zusammenhang, dass das Einfache, Naturbelassene, das schon unsere Großeltern zu sich nahmen, eine gute Verdauung und damit die Gesundheit fördern.

Als Beispiel nenne ich gern das Leinöl, das von allen Lebensmitteln den höchsten Gehalt an Alpha-Linolensäure hat, einer besonders wertvollen Omega-3-Fettsäure. Früher fehlte dieses Öl in keiner Küche. Oder die Holunderbeere: Ihre antioxidative Schutzwirkung in einem Glas Saft ist 55 Mal größer als die von einem Glas Apfelsaft – dem Lieblingsgetränk der Deutschen! Es sind, wie gesagt, die einfachen Dinge, die oft enormen, positiven Einfluss auf unsere Gesundheit nehmen.

Dazu zählt die Bauchselbstmassage, die engagierte Ärzte schon vor mehreren Jahrzehnten entwickelt haben. Ich begrüße es sehr, dass durch diesen Ratgeber vielen Menschen die Möglichkeit gegeben wird, eine so einfache und wirkungsvolle Methode am eigenen Leib erfahren zu können.

Dieser leichte Impuls, der die Darmfunktionen aktiviert, kostet kein Geld und nur wenige Minuten Zeit pro Tag. Möge es für Sie der Neubeginn sein auf dem Weg zu einer strahlenden Gesundheit, unabhängig von Ihrem biologischen Alter. Ich kann diese Eigenmassage mit vollster Überzeugung empfehlen.

„Jeder möchte lange leben,
aber keiner will alt werden"

Jonathan Swift, engl. Schriftsteller

Selbsthilfe ist der beste Arzt

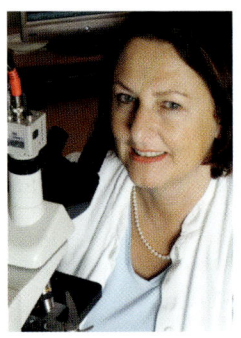

Die Biologin und Heilpraktikerin Vera A. Kafka hat durch die Kunst der Bauchmassage schon vielen Menschen zu neuem Wohlbefinden verhelfen können

Wenn ich manches Mal – bis zu sechs Stunden am Tag – verschiedene Patienten massiert habe, wird mir bewusst, dass immer mehr Menschen diesem wohl ältesten Heilmittel der Welt ein tiefes Vertrauen schenken. Sie fühlen, dass sich die wohltuende Wirkung von der behandelten Stelle des Körpers über den gesamten Organismus bis zu ihrer Psyche erstreckt.

So nimmt die Bauchselbstmassage inzwischen einen besonderen Stellenwert ein, weil sie jeder leicht erlernen und ohne großen Aufwand an sich selbst durchführen kann. Das Verblüffende ist der sofortige Erfolg und die nachhaltige Wirkung. Bereits nach wenigen Minuten empfinden viele Menschen eine wohltuende Entspannung als angenehme Reaktion auf die sanfte Berührung ihrer Hände. Ist die erste Hemmschwelle der Selbstberührung überwunden, beginnt eine spannende Entdeckungsreise.

Inzwischen habe ich viele meiner Patienten und Patientinnen, aber auch Verwandte und Freunde auf diese Reise zu sich selbst geschickt. Und die Resonanz ist erstaunlich. Alle sind begeistert, fühlen sich wohler, sehen besser aus und vor allem: Sie möchten die Bauchselbstmassage keinen Tag mehr missen.

Für die meisten Menschen beginnt mit der Massage auch eine Veränderung ihrer Lebensgewohnheiten, vor allem in Bezug auf die Ernährung. Die ayurvedische Heilkunde, die ich sehr schätze, beinhaltet Empfehlungen, die für alle gelten, wie beispielsweise:

- nur bei Hunger essen
- keine Zwischenmahlzeiten zu sich nehmen
- die Hauptmahlzeit mittags einnehmen
- nie in unruhiger Gemütsverfassung speisen
- mindestens vier Stunden Pause zwischen den Mahlzeiten einlegen
- sich nicht völlig satt essen
- frische Lebensmittel essen
- Wasser (auch erwärmtes) und Kräutertee trinken

Diese Tipps, die auch schon der bekannte österreichische Forscher und Arzt Dr. Franz Xaver Mayr vor mehr als 50 Jahren postuliert hat, sind so einfach, dass ich sie vielen Menschen in Kombination mit der Bauchselbstmassage ans Herz legen möchte. Der enorme Zuspruch in meinen Seminaren zeigt, dass bei vielen Menschen eine Neuorientierung, ein Auf-Sich-Besinnen eingesetzt hat und die Selbsthilfe der ideale Arzt ist.

„Die Gesundung des Darmes ist unsere natürlichste und beste Kosmetik"
Dr. Franz Xaver Mayr

Ein uraltes Wundermittel

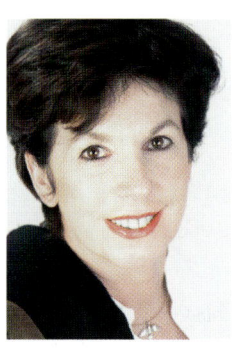

Die Journalistin und Buchautorin Maria Köllner will mit der leicht nachvollziehbaren Bauchselbstmassage neue Heilimpulse setzen

Liebe Leserinnen, liebe Leser,

die Massage des eigenes Bauches mit einigen leichten, sanften Griffen ist ein wahres Wundermittel: Wenige Handbewegungen und ein paar Minuten täglich genügen, um sich nicht nur vitaler zu fühlen, sondern es auch zu sein. Warum, so mag man sich die berechtigte Frage stellen, ist diese Therapie bisher so wenig bekannt?

Das Massieren des Leibes ist uralt, so alt wie der Mensch selbst. Für die heilenden Kräfte der Hände gilt das Gleiche. So haben Heilkundige seit jeher danach geforscht, hilfreiche Methoden zur Aktivierung der Verdauungsorgane zu entwickeln, zu denen auch die Massage gehört. Allen voran der österreichische Arzt Dr. Franz Xaver Mayr, der 1965 im Alter von 90 Jahren starb.

Seine These **„Die Menschen werden früher alt, krank und hässlich, wenn die Verdauung, der Bauch, nicht voll leistungsfähig ist"** gilt bis heute. Vor 50 Jahren schrieb sein Kollege Dr. Freimut Biermann über ihn: „Wer Mayrs Erkenntnisse begriffen hat, der hat einen untrüglichen Kompass, der ihn sicher durch das Wirrwarr der Ernährungssysteme führt." So sollen Dr. Mayrs Erfahrungen, die inzwischen weltweit anerkannt sind, vereinfacht in diesen Ratgeber einfließen.

Natürlich haben schon einige Menschen in Praxen oder Kliniken eine Darmreinigung oder Azidose-Selbstmassage kennen gelernt. Etliche haben dies dann anschließend auch in ihren Alltag übernommen und davon profitiert. Aber was ist mit all den anderen, die gelegentlich oder chronisch im Stress des Alltags Probleme mit der Verdauung haben? Oder all jenen, die ihrem Bauch und sich Gutes tun wollen, vorsorglich oder einfach nur liebevoll? Medizinischen Statistiken zufolge klagt jeder zweite über Magen- und Darmprobleme, und nachweislich liegt die Wurzel fast jeder Krankheit im gestörten Verdauungs- und Immunsystem. Das können Sie ändern!

Die Wurzel fast jeder Krankheit liegt in einem gestörten Verdauungs- und Immunsystem

„Der Darm bedarf lebenslang unserer Aufmerksamkeit"

Dr. Franz Xaver Mayr

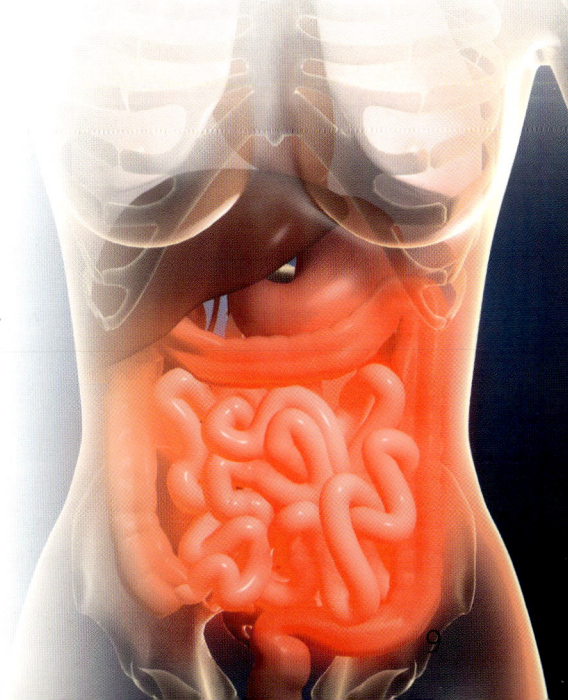

9

Sie, liebe Leserinnen und Leser, finden nachfolgend eine leicht verständliche Anleitung für die Bauchselbstmassage. Und natürlich jede Menge Tipps zu einer bekömmlichen Ernährung, Hilfe gegen die Übersäuerung als aktuelle Zivilisationskrankheit und viele andere gute Ratschläge.

Die leichte Eigenmassage des Bauches kann jeder problemlos bei sich selbst anwenden. Bereits nach den ersten Minuten wird sich der Bauch melden und uns zu verstehen geben: „Mmh, das gefällt mir. Mach weiter so!" Dabei gibt er Geräusche von sich: Sein Grummeln, Gluckern oder auch Knurren zeigen, dass etwas in Bewegung kommt. Wer das Wohlbefinden durch die Massage erlebt hat, wird sie gerne weitermachen und in den Tagesablauf einbauen, wie das Zähneputzen.

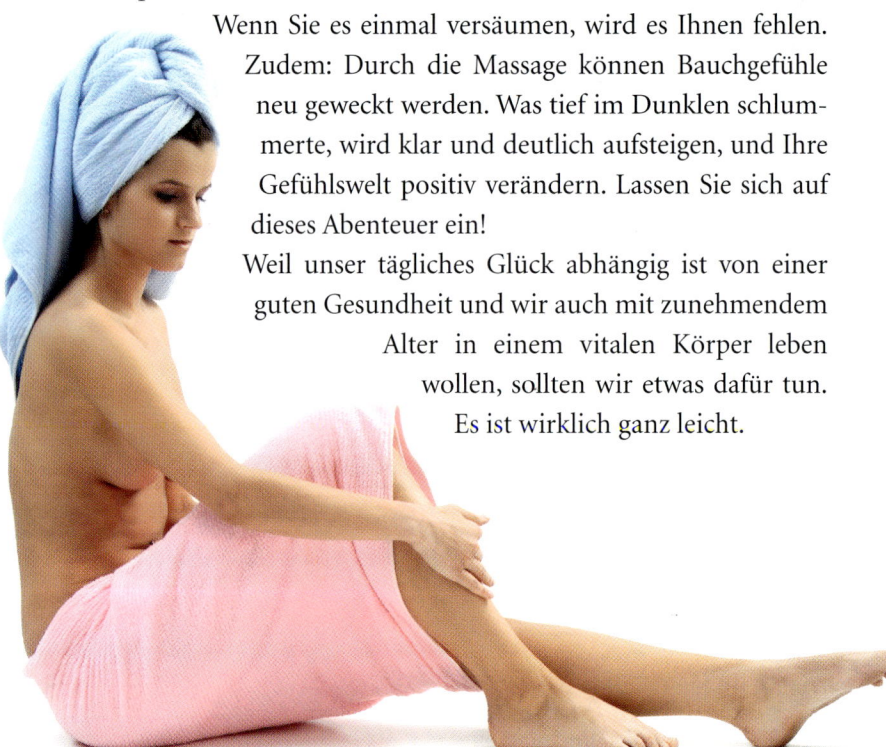

Wenn Sie es einmal versäumen, wird es Ihnen fehlen. Zudem: Durch die Massage können Bauchgefühle neu geweckt werden. Was tief im Dunklen schlummerte, wird klar und deutlich aufsteigen, und Ihre Gefühlswelt positiv verändern. Lassen Sie sich auf dieses Abenteuer ein!

Weil unser tägliches Glück abhängig ist von einer guten Gesundheit und wir auch mit zunehmendem Alter in einem vitalen Körper leben wollen, sollten wir etwas dafür tun. Es ist wirklich ganz leicht.

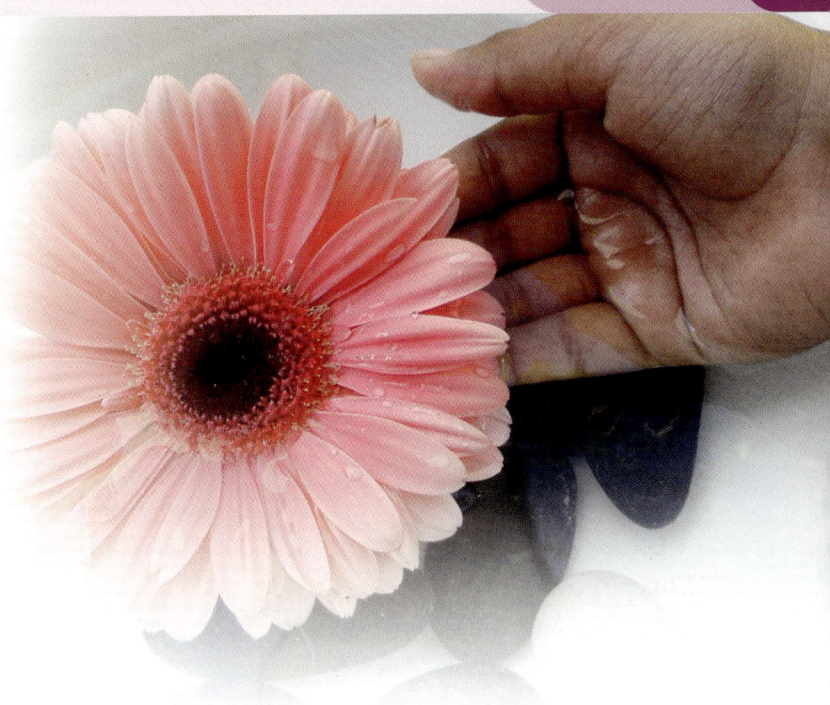

Wir sind auf dem richtigen Weg, wenn wir künftig unser Auto nicht fürsorglicher als unseren Körper behandeln. Wenn wir uns ein bisschen mehr Zeit für uns nehmen. Und wenn wir erkennen: Mein Körper, in dem **Unser Körper ist ein Geschenk, das liebevoll geachtet und gepflegt werden will** ich dieses Leben von meiner Geburt bis zu meinem letzten Tag verbringe, ist ein wunderbares Geschenk, das mir anvertraut wurde. Ich will es liebevoll und sorgfältig achten, pflegen und erhalten.

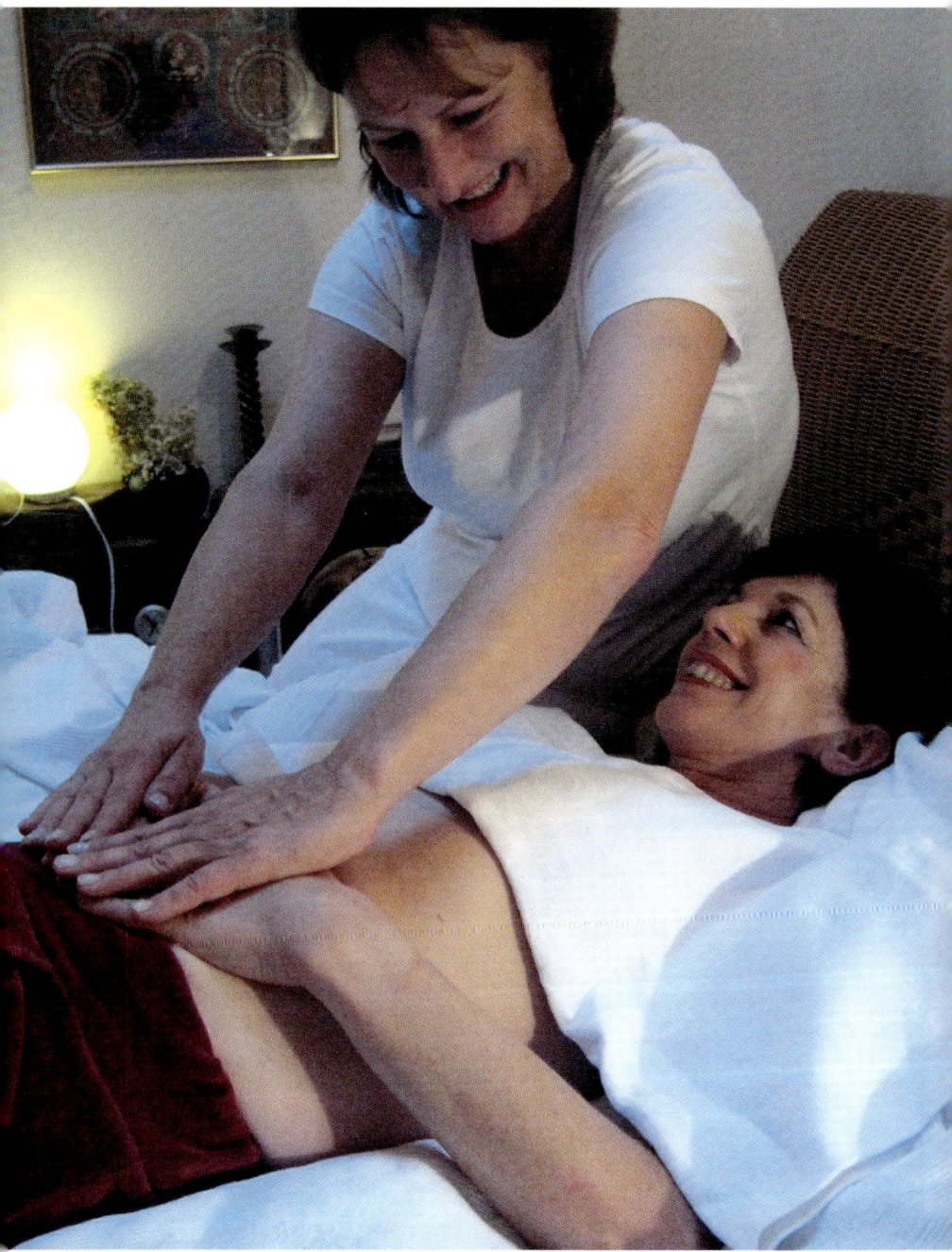

Eine Verjüngungskur in wenigen Wochen

Die Bauchselbstmassage ist eine Begegnung mit mir selbst und der Weg zu neuer Gesundheit

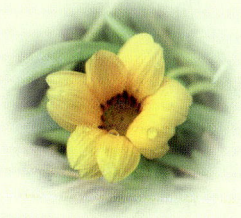

„Den Kopf halt kühl,
die Füße warm – und pfropfe
nicht zu voll den Darm!"

◆

Hermann Boerhaave,
holländischer Mediziner und Forscher

„Hast du abgenommen?", „Warst du im Urlaub?" Diese Fragen höre ich in letzter Zeit häufiger. Offensichtlich haben sich die zehn einfachen Handgriffe der Bauchselbstmassage positiv auf mein Äußeres ausgewirkt.

Wer sieht nicht gern jünger aus und verfügt dabei über die Erfahrung und Weisheit seines „wahren" Alters? Die Begegnung mit der Bauchselbstmassage war für mich weit mehr als eine Verjüngungskur. Es war eine Begegnung mit mir selbst und der Weg zu neuer, strahlender Gesundheit.

Schritt für Schritt stellten sich positive Veränderungen ein, die ich mit Staunen und Dankbarkeit wahrnahm. So wurde ich feinsinniger gegenüber meinen Körpergefühlen und meinem Seelenleben. Ebenso gegenüber meinen Mitmenschen und vielen täglichen Situationen. Mein Bauchgefühl war neu erwacht. Ich erkannte, was für mich richtig oder nicht gut war. Das konnte ich nicht nur wahrnehmen, sondern auch ausdrücken und danach handeln. Gleichzeitig wuchs meine Lebensfreude. Ich überraschte mich selbst damit, dass ich eines Tages beim Spazierengehen im Wald zu singen begann. Wie gut das tat!

Zwar gehöre ich seit jeher zu den Optimisten auf diesem Planeten. Dennoch hatte sich auch bei mir eine gewisse Schwere über meinen Alltag gelegt. Und die wich nun einer neuen Leichtigkeit. Die Erklärung dafür liegt auf der Hand: Alte „Ablagerungen" im Darm hatten sich gelöst. Mein Bauch war freier, leichter, und das übertrug sich auf meine Gefühle, meine Laune. Außerdem fühlte ich mich einfach wohler. Und so nahm ich gern in Kauf, dass ich meinen Kleiderschrank durchsortieren und mich von einigen Kleidungsstücken trennen musste. Sogar die Füße waren von der erstaunlichen Umwandlung betroffen.

Oft sind es Kleinigkeiten, die uns wach rütteln

Oft sind es Kleinigkeiten, die einen wach rütteln. So war es vor der Veränderung meine Tochter, die mich darauf aufmerksam machte, dass mit meinem Bauch irgendetwas nicht stimmen konnte. „Mama, du siehst eigentlich gut aus, nur am Bauch müsstest du abnehmen", meinte meine Älteste eines Tages. Ich musste zugeben, sie hatte Recht. Aber es waren nicht nur diese Rundungen oder der Ärger darüber, dass nach jedem Essen die Blusen, T-Shirts und Blazer spannten. Wenn ich beim Autofahren an mir heruntersah, fühlte ich mich wie schwanger.

Eine Kohlsuppendiät als Gegenmaßnahme ließ in wenigen Tagen meine Kräfte dermaßen schwinden, dass ich zittrige Hände bekam und nur noch von dem einen Gedanken beherrscht wurde: Wann darf ich endlich wieder etwas Richtiges essen?

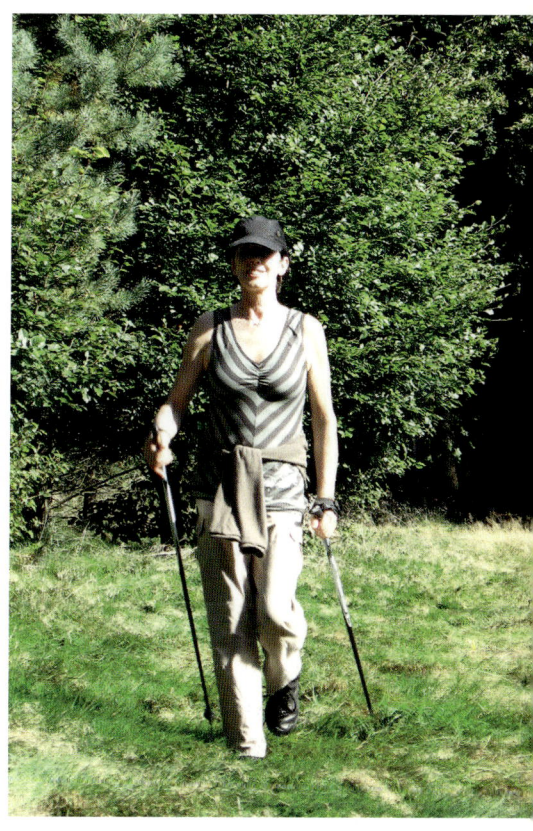

Walken vor der Bauchselbstmassage – ein Fiasko. Heute fällt mir das schnelle Gehen mit den Stöcken viel leichter

Ich träumte von Käsebrötchen und Pizza. Das verlorene Kilo Körpergewicht war zudem nicht sichtbar. Auch gezielte Bauchgymnastik reduzierte meinen Umfang nicht. Es war indes nicht nur das Äußere, was mich störte, oft rumorte es in meinem Bauch. Fast täglich hatte ich Durchfall. Aber dann kam es zu einem Zwischenfall, der mich mehr als nachdenklich stimmte.

In der Lüneburger Heide bei Hamburg, wo ich lebe, wurde ein neuer Nordic-Walking-Park, einer der größten in Deutschland übrigens, eingeweiht. Ich war zur Eröffnung eingeladen. Die zwölf Kilometer glaubte ich, mit Leichtigkeit bewältigen zu können, da ich mich für sportlich hielt. Schon nach einem Kilometer fiel ich in der Gruppe zurück und landete bei den Schlusslichtern – einigen älteren und ungeübten Teilnehmern. Mein Herz raste, ich atmete schwer, wollte aber nicht aufgeben. Nach weiteren drei Kilometern fühlte ich mich ausgesprochen schlecht, erschöpft, irgendwie eingeschnürt oder innerlich beengt, so als drücke etwas auf mein Herz. Mit den Letzten erreichte ich das Ziel, einen Gasthof in der Heide. Ich war so fertig, dass ich mir vornahm, in den nächsten Tagen einen Arzt aufzusuchen, um mich einmal durchchecken zu lassen. Den Rückweg mutete ich mir übrigens nicht mehr zu, sondern fuhr mit einigen anderen erschöpften Teilnehmern ziemlich still in einer Heidekutsche zurück.

Dann, nur wenige Tage später, wurde ich durch einen Zufall auf die Bauchselbstmassage aufmerksam. Eine Fotografin erzählte mir davon. Ich machte mich auf den Weg zu einer Therapeutin, die die Bauchmassage in Seminaren anbietet. Anfangs gehörte ein wenig Konzentration und Überwindung dazu, diese Massage an mir selbst durchzuführen. Auch

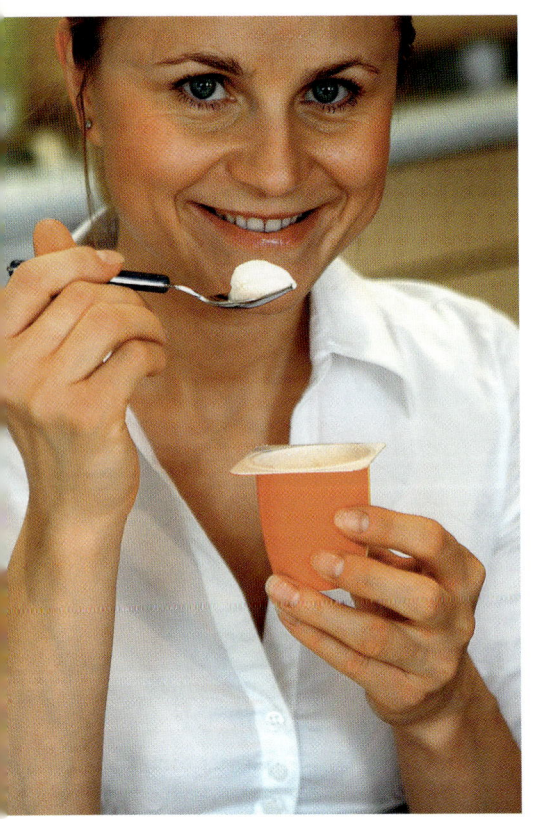

Snacks zwischendurch – dazu gehören auch Joghurts – machen dem Darm das Leben schwer. Er kommt nicht zur Ruhe – und erschlafft eines Tages

war ich zu hastig, fast ungeduldig, und bewegte die Hand nicht sanft genug. Aber schon nach einigen Malen hatte ich die zehn Griffe verinnerlicht.

Zehn Griffe veränderten mein Leben

Die Bauchselbstmassage wurde eine Begegnung mit mir selbst. Hatte ich bisher geglaubt, gesund zu leben, war das ein Irrtum. So hatte ich verlernt, was Hunger oder besser, was Appetit und Lust auf Essen bedeuten. Den ganzen Tag über hatte ich mir stets irgendetwas in den Mund geschoben. Meist war es Obst, frisch oder getrocknet. Vor allem Feigen, Nüsse, Mandeln, Kekse, ab und zu auch mal ein Stück Käse zwischendurch. Oder es gab einen Kaffee, Cappuccino, Säfte, Joghurt. Zu den Mahlzeiten nahm ich nur kleine Portionen zu mir, da ich durch die ständigen Naschereien zwischendurch nicht hungrig war.

Zu viele kleine Zwischenmahlzeiten halten den Verdauungsapparat ständig auf Trab

Was ich nicht wusste, mein Verdauungsapparat war durch die vielen kleinen Snacks ständig aktiv und kam nie zur Ruhe. Das hatte zu einer Ermüdung und Ausweitung des Darmes gefuhrt, was die Erklärung für mein „Schwangerschaftsbäuchlein" war. Schon nach der ersten Eigenmassage fühlte sich der Bauch deutlich weicher an. Noch am selben Abend wiederholte ich vor dem Schlafengehen die Übungen, schlummerte aber darüber ein. Gegen drei Uhr nachts wurde ich wach. Ich empfand eine heftige Übelkeit und ungewohnte Schwäche, was ich nicht einordnen konnte. In meinem Bauch rumorte es. Ich hatte dunkle Ränder unter den Augen und sah auch in den nachfolgenden Tagen kränklich aus. Offensichtlich hatte die Massage bei mir eine starke Entgiftung bewirkt, die mir die nächsten Tage zu schaffen machte.

Meine Therapeutin machte mir Mut und meinte, das sei ein gutes Zeichen. Mit dem Trinken von reichlich Wasser und Tee, der Einnahme von Basenpulver und warmfeuchten Bauchwickeln verbesserte sich mein Zustand deutlich. Diese Zeit sehe ich heute rückwirkend wie eine Prüfung.

Mit Genuss Zeit zum Essen nehmen

Vor allem gewöhnte ich mir das ständige Naschen ab und nehme auch bei längeren Fahrten mit dem Auto oder dem Zug nicht mehr das gewohnte Proviantpaket mit. Es ist wohltuend, diesen Ballast nicht mehr mitschleppen zu müssen. Stattdessen frühstücke ich jetzt

„Die meisten Menschen essen zu viel.
Von einem Viertel dessen, was sie
verzehren, leben sie, von den restlichen
drei Vierteln leben die Ärzte"

Aus einem 5700 Jahre alten ägyptischen Papyrus

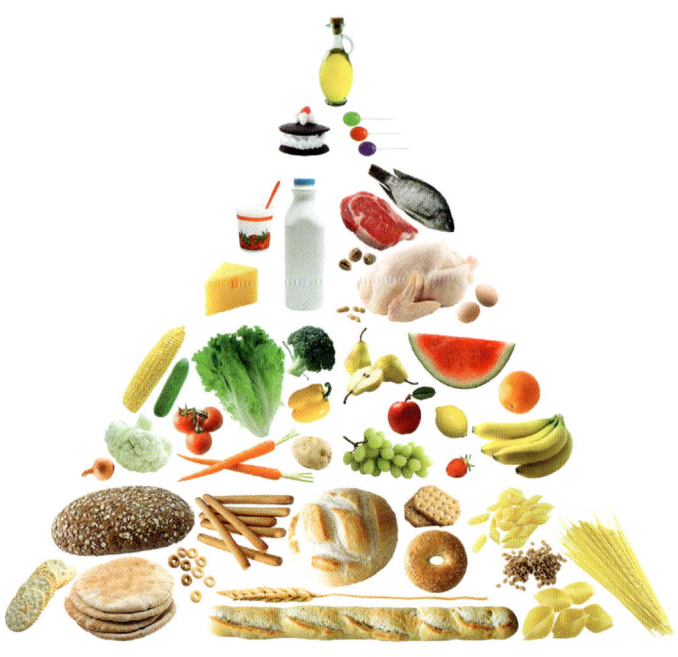

ausgiebig, vermische Joghurt oder Sojamilch mit Weizenkeimen, Leinöl, Sanddornsaft, einem geriebenen Apfel, Haferflocken und Flohsamenhülsen. Dazu trinke ich Cystus- oder Kräutertee. Anschließend esse ich einige Zwiebackstücke mit Heidehonig in Milchkaffee getunkt. Vor allem aber nehme ich mir jetzt Zeit zum Essen und genieße meine nunmehr drei Mahlzeiten am Tag. Auch gönne ich mir am Wochenende zum Frühstück ein Croissant oder Baguette, worauf ich nicht verzichten möchte und was mir gut bekommt.

Ich habe also vor allem meine Essgewohnheiten geändert, weil mich eine innere Stimme dazu ermutigte oder auch mahnte. Ohne Diät, mit einer nahrhaften, gesunden Ernährung halte ich inzwischen mein Gewicht und meine Figur.

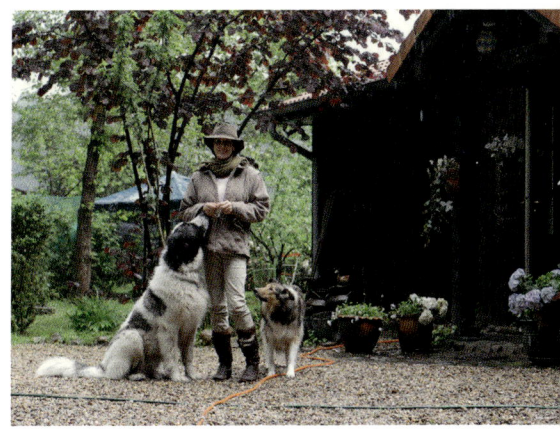

Maria Köllner mit ihren Hunden auf ihrem Hof in der Nordheide

Ich habe ein gutes Bauchgefühl, eine bessere Kondition, mehr Lebensfreude und bin körperlich und nervlich belastbarer. Dass ich neben meiner beruflichen Arbeit auf meinem Hof täglich mehr als 30 Tiere allein versorge, glauben mir viele nicht.

Die Bauchselbstmassage wende ich inzwischen täglich an. Nicht als Muss, sondern als Bereicherung meines ausgefüllten, glücklichen Lebens. Was mir selbst gut tut und mein Leben bereichert, möchte ich deshalb auch an andere Menschen weitergeben. Lassen Sie sich für diese so einfachen Übungen, die nicht länger als etwa zehn Minuten dauern, begeistern.

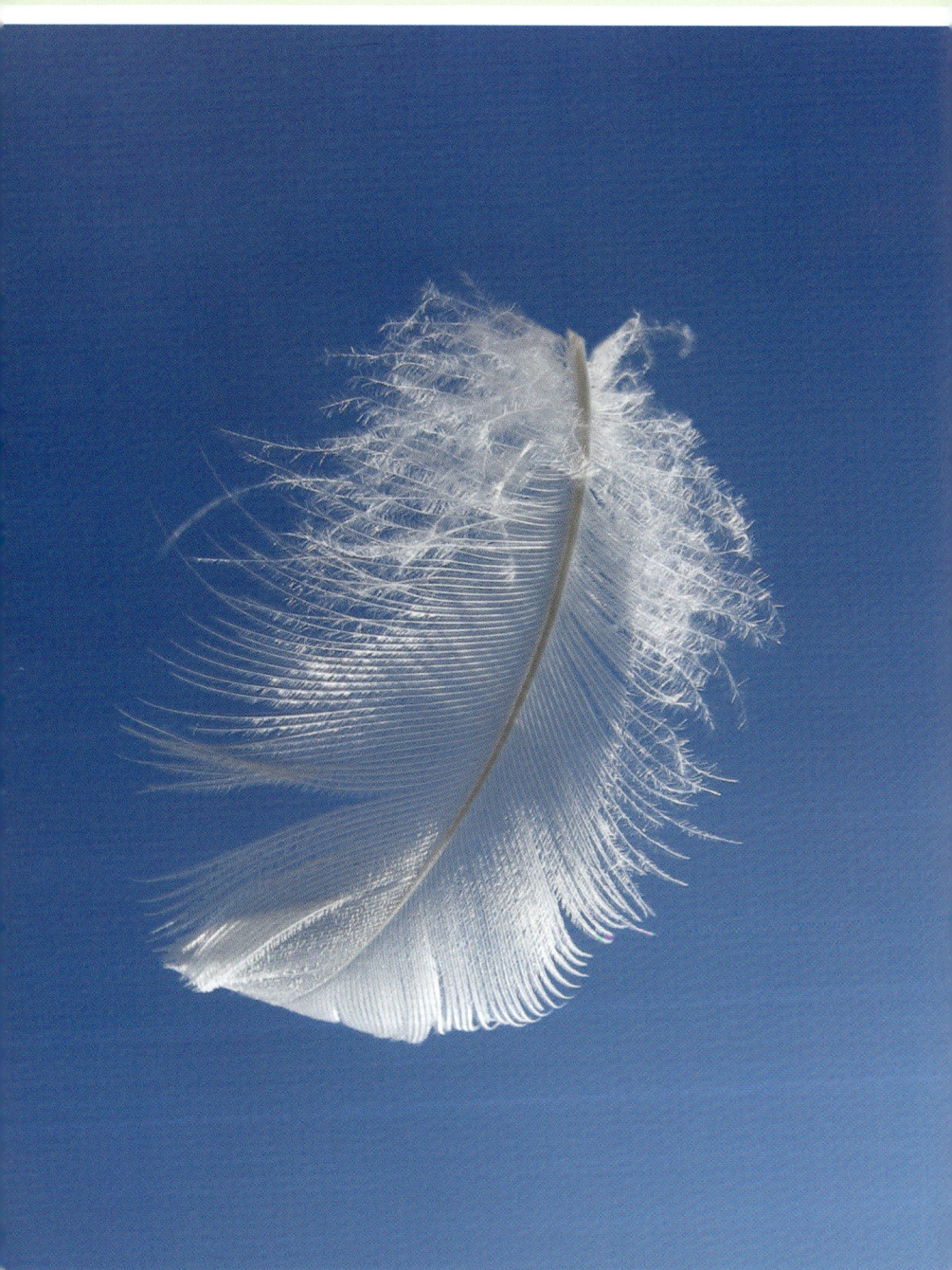

So wird´s gemacht!

Zehn einfache Schritte, die zum Erfolg führen.

Eine neue Leichtigkeit und dabei mehr Vitalität stellen sich ganz automatisch ein, wenn man sich liebevoll um sich selbst kümmert

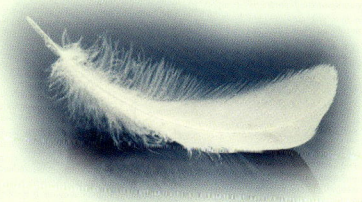

„Ein Optimum an Gesundheit kann jeder nur durch die Rationalisierung seines eigenen Körpers, die bessere Ausnützung der Nahrung und die Schulung seines Verdauungsapparates erreichen"

Dr. Franz Xaver Mayr

Unser Bauch gehört zu uns. Er ist das Zentrum unseres Körpers, unserer Verdauung und der Sitz unserer tiefsten Gefühle. Und dennoch tun wir uns schwer mit ihm. Das wurde mir deutlich, als ich einigen meiner Freundinnen und Freunde von der Bauchselbstmassage erzählte und sie fragte: „Wie steht ihr eigentlich zu eurem Bauch?" Die Reaktion darauf war, als hätte ich mich nach dem Verhältnis zu ihrer Schwiegermutter erkundigt: „Ja, ich weiß auch nicht so recht", „Also das kann ich eigentlich gar nicht so genau sagen", „Schrecklich, sprich mich nicht darauf an", lauteten einige der Antworten. Niemand sagte: „Ich liebe meinen Bauch. Er gefällt mir, so wie er ist."

Die Bauchselbstmassage kann Ihnen eine neue, innige Beziehung zu Ihrem Bauch bringen. Im Zusammenspiel von lebenswichtigen Funktionen und mit seiner klaren Wahrnehmungsfähigkeit und Sensibilität ist er ein Wunderwerk der Natur. Das werden Sie erfahren, wenn Sie sich auf seine Berührung bei der sanften, manuellen Eigenmassage einlassen.

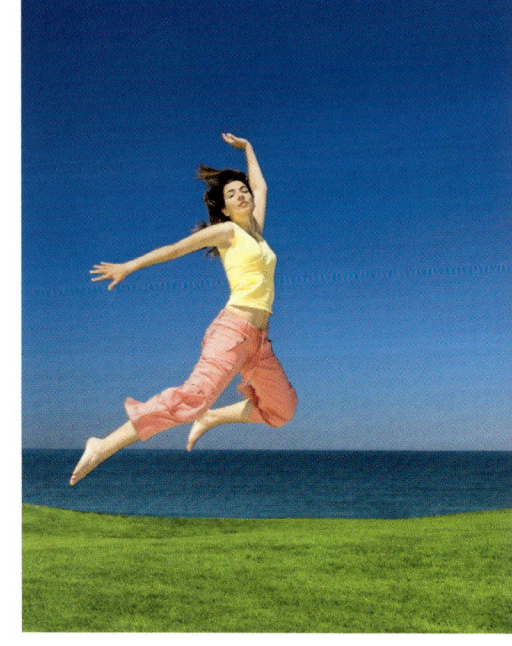

Schon nach kurzer Zeit stellen sich viele positive Folgeerscheinungen ein, die Sie überraschen werden. Es lohnt sich wirklich, diese zehn Minuten morgens und/oder abends dem eigenen Bauch zu schenken. Haben Sie keine Bedenken, dass es zu kompliziert ist. Denn „schon das leichteste Streicheln des Bauches ist eine Massage", so die engagierte Naturheilärztin und „Botschafterin für einen gesunden Bauch", Dr. Renate Collier.

SO VIEL BEKOMMEN SIE ZURÜCK

Um Sie zu ermutigen, möchte ich einige der Vorteile, die sich nach kurzer Zeit einstellen, aufzählen. Diese können natürlich individuell unterschiedlich sein, gehen aber ungefähr in die folgende Richtung:

- Ihr Bauch wird weicher
- Sie werden gar nicht mehr oder zumindest erheblich weniger unter Blähungen und Verstopfung leiden
- Sie werden täglich, vielleicht sogar mehrmals am Tag, eine gute Verdauung haben
- Der Bauchumfang verringert sich messbar; die Kleidung sitzt lockerer (Vielleicht müssen Sie sich neu einkleiden oder Ihre Garderobe ändern lassen. Es lohnt sich!)
- Druckgefühle und Schmerzen im Oberbauch lassen nach
- Die Druckempfindlichkeit der Galle verändert sich
- Ihre Beine werden leichter und schlanker
- Sie werden an Gewicht verlieren
- Sie sehen frischer und gesünder aus
- Mit dem besseren Tonus des Darms verbessert sich auch der Tonus der Haut im Gesicht. Die Haut wird frischer, Falten werden geringer
- Dellen am Bauch, Oberarmen und Beinen verschwinden
- Hals- und Nackenbereich werden beweglicher, das Doppelkinn wird kleiner

Neue Vitalität und Lebenskraft sind das Ergebnis einer regelmäßigen Bauchmassage

- Rückenschmerzen lassen nach, da sich eine übermäßige Biegung der Lendenwirbelsäule wieder normalisieren kann
- Die Körperhaltung verbessert sich
- Falls Sie unter Akne leiden, kann sich diese bessern
- Hämorrhoiden können sich deutlich verringern oder verschwinden ganz
- Sie sehen jünger aus
- Ein neue Gelassenheit und bessere Grundstimmung werden sich einstellen. Sie werden körperlich und seelisch belastbarer
- Sie werden intensiver träumen
- Kopfschmerzen, vor allem bedingt durch Migräne, lassen nach
- Das Problem einer Reizblase kann völlig verschwinden
- Die Durchblutung, vor allem in den Beinen und Füßen, wird besser. Sie haben keine kalten Füße mehr
- Die Freude an Sexualität nimmt wieder zu
- Alle Ihre Sinne erfahren eine neue Sensibilität; sie werden feinfühliger
- Sie werden besser schlafen
- Ein neues Gefühl des Genießens stellt sich ein
- Sie bekommen Appetit auf natürliche, frische Nahrungsmittel

Warum wir den Bauch befreien sollten

Noch einmal zurück zu unserem gestörten Bauchverhältnis. Überlegen Sie einmal, wann Sie zum letzten Mal Ihren Bauch bewusst berührt haben? Wahrscheinlich haben Sie – entkleidet vor dem Spiegel stehend – lieblos hinein gekniffen, weil Sie unzufrieden mit seiner Form waren. Oder Sie haben Ihren Bauch gerieben, weil es darin nach einem zu üppigen oder verdorbenen Essen rumorte. Vielleicht hatten Sie auch Bauchschmerzen.

Von wenigen Ausnahmen abgesehen, wie jungen, schlanken Frauen oder Bauchtänzerinnen, versuchen fast alle Menschen, ihren Bauch und seine Konturen unter Kleidungsstücken zu verbergen. Wir neigen dazu, unseren Bauch einzuziehen. Doch das tut ihm gar nicht gut, denn dadurch wird die Atmung eingeschränkt. Auch die Sauerstoffversorgung der Organe und der Beine leidet darunter.

Mit Druck und Zwang lässt sich nichts erreichen

Offensichtlich haben Männer weniger Scham ihren Bauch zu zeigen als Frauen – auch wenn dieser kugelrund ist und das Tragen von Unterbauchhosen oder Hosenträgern notwendig macht. Der Bauchumfang hat in manchen Kulturen sogar eine besondere Symbolik, wie beispielsweise im Buddhismus.

Liebevoll versunken und mit einer besonderen Innigkeit legen oft schwangere Frauen die Hände auf ihren Leib, in dem neues Leben wächst. Sie spüren die zarten Bewegungen. Später, wenn das Kind auf der Welt ist, reibt die Mutter mit warmer Hand sanft und zärtlich über das Babybäuchlein, vor allem, wenn es dem Kleinen nicht gut geht, wenn es Krämpfe oder Blähungen hat.

In südlichen Ländern, so habe ich es in Griechenland beobachtet, sitzen die älteren Frauen gern auf den Holzbänken vor dem Haus und ruhen sich von der Arbeit und der Mühe des Lebens aus. Dabei legen oder falten sie ihre zerfurchten Hände über dem Bauch und scheinen dabei eins mit sich und der Welt zu sein.

Die Bauchselbstmassage – keine Neuerfindung

Das manuelle Berühren, Reiben, Massieren und damit auch Behandeln des eigenen oder des fremden Bauches bei gesundheitlichen Problemen oder auch präventiv ist nicht neu und keineswegs unbekannt. Es ist eine Art Stimulation, die das autonome Verdauungssystem anregt. Schon das Wort Behandeln macht deutlich, dass dabei die Hände mit im Spiel sind. Der bereits zitierte österreichische Fastenarzt Dr. Franz Xaver Mayr (1875-1965) hatte bei seinen Patienten erkannt, dass der Schlüssel zur Gesundheit in einer gesunden, leistungsfähigen Verdauung liegt. Zu seinem umfangreichen Behandlungsangebot, das zahlreiche Kliniken in aller Welt bis heute nach seinem Vorbild übernehmen, gehört neben dem berühmten Semmel-Milch-Fasten auch die manuelle Massage des Bauches.

SO ESSEN SIE RICHTIG

Vor gut 50 Jahren verfasste der österreichische Arzt und Naturheilkundige Dr. F.X. Mayr folgende Leitsätze zum Essen, die auch heute noch ihre Gültigkeit haben:

- Nimm dir genügend Zeit, mindestens eine halbe Stunde!
- Richte die Speisen appetitlich an!
- Iss langsam, in Behaglichkeit und Muße!
- Nimm nur kleine Bissen in den Mund!
- Kaue sorgfältig und speichle jeden Bissen ein. Genieße jeden Bissen. Gut gekaut ist halb verdaut!
- Wende deine Aufmerksamkeit allein dem Essen zu! Entziehe dich jeder Ablenkung und Störung (Zeitung, Diskussionen, Fernsehen sind Gift).
- Sorge für ein kaufähiges Gebiss!

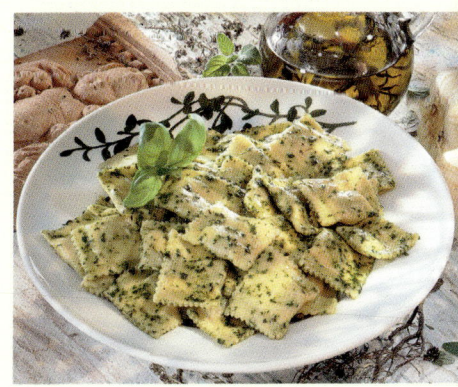

Wer sich Zeit fürs Essen nimmt und es genießt, tut auch dem Darm etwas Gutes

Die Bauchmassage dient, so die Erfahrung von Dr. Franz Xaver Mayr, nach der gründlichen Säuberung des Darms als Stimulation und Schulung in Form einer „Wiederertüchtigung der Verdauungsorgane" und wirkt positiv auf alle Verdauungsfunktionen, ebenso auf Herz und Kreislauf.

Vor allem die engagierte deutsche Naturheilärztin Dr. Renate Collier, die sich intensiv der Azidose, der Störung des Säure-Basen-

DR. MED. RENATE COLLIER – BOTSCHAFTERIN DES BAUCHES

„....denn es liegt mir am Herzen, den Menschen zu helfen, bevor sie unheilbar werden."

Mit ungeheurem Einsatz, Versuchen am eigenen Körper, klugem medizinischem Hintergrundwissen und Forschergeist hat sich die Naturheilärztin Dr. Renate Collier (1919-2001) in den langen Jahren ihrer Tätigkeit als Ärztin für den Bauch, dessen Massage und sein Wohlergehen eingesetzt. Wenn jemand den Namen „Botschafterin des Bauches" verdient, dann diese engagierte Ärztin.

Mit ihrer medizinischen Entdeckung der Azidose-Therapie, die ihr Lebenswerk wurde, hat sie unzähligen Menschen geholfen, zur Gesundheit zurückzufinden oder erst gar nicht krank zu werden.

Renate Collier entdeckte die Bedeutung des Säure-Basen-Haushalts und entwickelte dazu eine tiefgreifende und äußerst wirksame Therapie. Und es gelang ihr tatsächlich eine großartige Synthese zwischen den theoretischen Kenntnissen und der praktischen Umsetzung. Heute werden zahlreiche Ausbildungen für ganzheitlich orientierte Therapeuten angeboten, die dann ihr Wissen weitergeben.

Die von Dr. Renate Collier entwickelte Azidose-Massage hat dabei einen hohen Stellenwert. Sie selbst betonte stets:

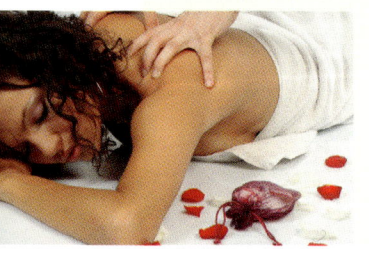

„Ein Arzt, der nicht massieren kann, kann auch nicht behandeln. Die Hände des Therapeuten sind die wichtigsten Werkzeuge, sowohl für eine sichere Diagnose als auch für eine gute Therapie."

Keine andere Methode löst so schnell Säuren und Schlacken aus dem Bindegewebe wie die Azidosemassage nach Dr. Collier

Haushaltes, widmete, forderte in zahlreichen Vorträgen, Veröffentlichungen und Seminaren die Menschen zur Selbsthilfe auf. Die Behandlung des Darmes durch Entleerung, Reinigung, Ernährungsumstellung und Massage sah Dr. Renate Collier als ein Behandlungspaket, das zurück zur Gesundheit führt.

So ist die Baucheigenmassage eine inzwischen bewährte Methode der Selbsthilfe, mit der sich heute zahlreiche Mediziner und Therapeuten beschäftigen. Warum sie bislang trotzdem nur wenig bekannt ist, liegt offensichtlich am Fehlen einer verständlichen und für jeden nachvollziehbaren Anleitung. Die bekommen Sie jetzt mit diesem Ratgeber.

Die Bauchselbstmassage – ein wahrer Jungbrunnen

Die Bauchselbstmassage ist zu vergleichen mit einem Jungbrunnen, den jeder nutzen kann. Drei Dinge sind dabei wichtig:

1. Seien Sie sanft, fast zärtlich mit sich. Die Berührungen der ganzen Hand sollten leicht und ohne jeden Druck sein.
2. Fühlen Sie sich selbst – ohne abschweifende Gedanken – mit einem innerlichen Lächeln.
3. Jede Bewegung ist sehr langsam und fließend und passt sich der tiefen Bauchatmung behutsam an.

Ratsam ist – zumindest habe ich diese Erfahrung gemacht –, während der Massage keine Musik zu hören. Sonst kann es nämlich passieren, dass man bei den Bewegungen der Hände in einen vorgegebenen **Jeder Bauch hat seinen eigenen Rhythmus** Rhythmus verfällt. Und das sollte möglichst nicht passieren, da jeder für sich seinen Rhythmus finden muss. Dieser ist in jedem Fall sehr langsam. Die Therapeutin Vera A. Kafka gibt den Tipp, anfangs bei den Kreisbewegungen ganz langsam mitzuzählen, bis die Hand wieder an ihrem Ausgangspunkt angelangt ist. Außerdem empfiehlt sie, die Augen zu schließen.

Die Massage ist so sanft durchzuführen, als streichelten Sie einem Baby über den Kopf. Sie müssen nichts erreichen, nichts erzwingen. Geduld, Sanftmut und der Wunsch, sich selbst etwas Gutes zu tun, sollten Ihre Hände führen; wobei die ganze Handfläche einschließlich der Finger beteiligt ist. Manchmal fühlt man eine Stelle unter der Bauchdecke, die leicht verhärtet und besonders empfindlich ist, die nicht berührt werden möchte. Lassen Sie diese aus und massieren Sie die schmerzfreie Umgebung. Beim nächsten Mal kann es wieder anders sein.

Wenn Empfindungen während der Massage aus Ihrem tiefen Innern aufsteigen, lassen Sie diese zu, auch wenn Sie vielleicht traurig werden, weinen müssen oder kurzfristig Wut empfinden. Das ist ein gutes Zeichen für eine tiefgreifende Wirkung. Ihr Unterbewusstsein meldet sich.

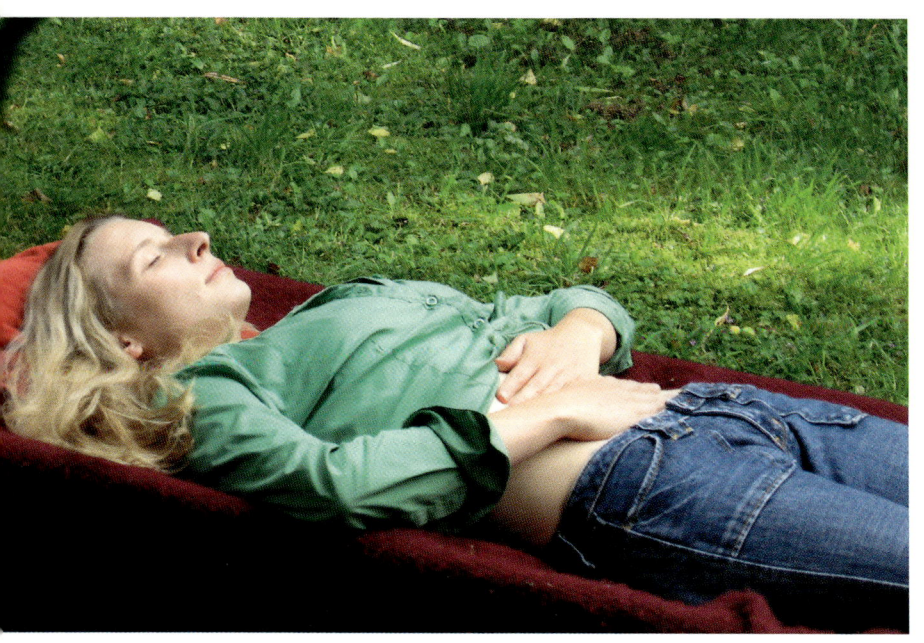

Massieren kann man überall. Besonders wohltuend ist es, wenn man dabei in der Sonne liegt

Als Zeit für die Massage eignet sich die Phase vor dem Einschlafen oder nach dem Aufwachen. Nutzen Sie auch andere Möglichkeiten, beispielsweise während eines Sonnenbades, wenn Sie im Gras oder in der Badewanne liegen. Nutzen Sie jede Gelegenheit, wenn sie sich bietet. Führen Sie die Massage regelmäßig, ein- bis dreimal täglich durch. Ideal ist ein gut gelüfteter Raum, damit Ihre Massage durch reichlich Sauerstoffzufuhr unterstützt und gefördert wird. Benutzen Sie für die Massage ein Öl, das Sie mögen und gerne riechen. Gut verträglich sind zum Beispiel Mandel- oder Baby-Öl.

So wird es gemacht
Anleitung in Anlehnung an Dr. Renate Collier und Heilpraktikerin Vera A. Kafka

Die Bauchmassage findet im Liegen statt, die Knie werden durch eine zusammengerollte Decke oder ein Kissen gestützt. Die Massage ist ein sanftes streichelndes Reiben der eigenen Bauchdecke bei entspannter, ruhiger und tiefer Bauchatmung. Wenn sich die Bauchwand beim Atmen deutlich hebt und senkt, wird die Peristaltik (Muskelbewegung) des Darmes angeregt, dazu kommt als weiterer Impuls die Massage. **Die Hände verschieben zart ohne jeden Druck die Bauchhaut gegen den Darm.** Sie „kleben" dabei gewissermaßen auf der Bauchdecke und verlieren während der Massagezeit nicht den Kontakt zum Bauch. Wichtig ist dabei, dass die Berührungen der Hände sich der Bauchdecke anpassen müssen. Das bedeutet: Es darf nicht mit Druck gearbeitet werden, alles geschieht ganz sanft – so wie bei einer Feder, die sich auf die Wasseroberfläche legt. Wichtig ist auch eine ruhige Atmosphäre. Deswegen ist es günstig, die Anwendung im Bett liegend, vor dem Einschlafen oder nach dem Aufwachen zu beginnen. Bei Ablenkungen geht die Wirkung verloren. Ein in sich Hineinhören und eine liebevolle Hingabe dagegen fördern sie sehr.

SO MASSIEREN SIE RICHTIG

Die rechte Hand beginnt immer mit der Bewegung und kreist gegen den Uhrzeigersinn (aus der eigenen Perspektive). Die linke Hand bewegt sich dann entgegengesetzt, also im Uhrzeigersinn, jeweils etwa zehnmal, ein bis zwei Minuten lang. Anschließend kreisen beide Hände gleichzeitig, gegeneinander.

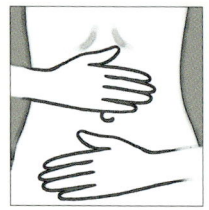

1. Schritt: Zu Beginn nehmen die Hände sanft wie eine Feder Kontakt zum Bauch auf. Dabei atmen Sie zehnmal tief und ruhig in den Bauch. Die Handflächen passen sich der Körperform an. Für den gesamten Übungsverlauf gilt: Es soll kein Druck auf den Bauch ausgeübt werden.

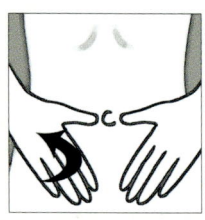

2. Schritt: Die Daumen ruhen am Nabel. Die Hände können, je nach Bauchgröße, ein bis zwei Zentimeter nach außen rutschen. Die Fingerspitzen zeigen in Richtung Schambein. Die rechte Hand, die mit den Bewegungen beginnt, beschreibt minimale Kreise, soweit die Haut des Bauches sich leicht und ohne zu zerren bewegen lässt. Es ist also ein sanftes Verschieben der Bauchhaut über dem Darm.

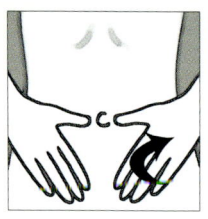

3. Schritt:
Die linke Hand kreist, während die rechte ruht.

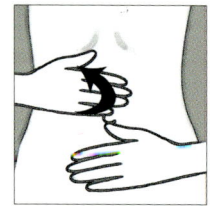

5. Schritt: Die linke Hand rutscht nach unten. Zur Orientierung: Der Daumen ruht am Bauchnabel, der kleine Finger am Schambein. Die rechte Hand gleitet mit Hautkontakt zum Oberbauch. Die Finger liegen zusammen und die Hand beschreibt kleine Kreise.

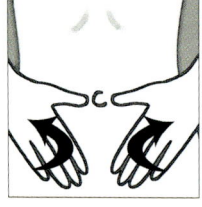

4. Schritt:
Beide Hände kreisen gleichzeitig auf der Bauchdecke – gegeneinander.

SO MASSIEREN SIE RICHTIG

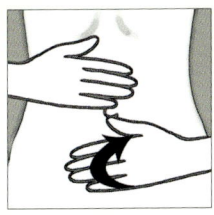

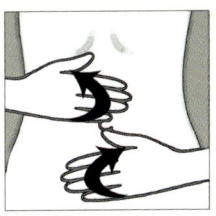

6. Schritt: Jetzt kreist die linke Hand, während die rechte ruht.

7. Schritt: Beide Hände kreisen gleichzeitig auf der Bauchdecke – gegeneinander, etwa zwei Minuten lang.

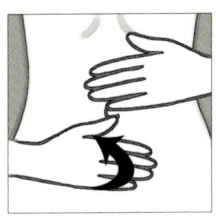

8. Schritt: Die Hände werden mit Kontakt zum Bauch umgelegt, tauschen also die Position. Die linke Hand rutscht nach oben, die rechte Hand gleitet nach unten und kreist etwa zehnmal.

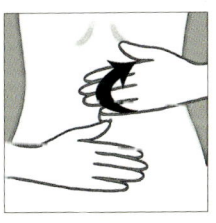

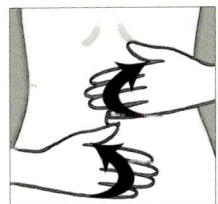

10. Schritt: Beide Hände massieren gleichmäßig und ruhig gegeneinander.
Zum Abschluss: Die Hände kommen auf dem Bauch zum Liegen. Achten Sie auf Ihren Atem. Atmen Sie tief und ruhig in den Bauch.

9. Schritt: Jetzt kreist die linke Hand auf dem Oberbauch, ebenfalls etwa zehnmal.

Am Anfang bedarf es mitunter noch einiger Konzentration, aber schon nach einigen Malen finden Ihre Hände ganz allein den richtigen Weg. Sie werden ein Gefühl für den Rythmus und die Zeitdauer bekommen, und Sie werden zufrieden entdecken:

Ihr Bauch sind Sie!

Zeichnungen von Petra Hagedoren in Anlehnung an Dr. Renate Collier und Heilpraktikerin Vera A. Kafka

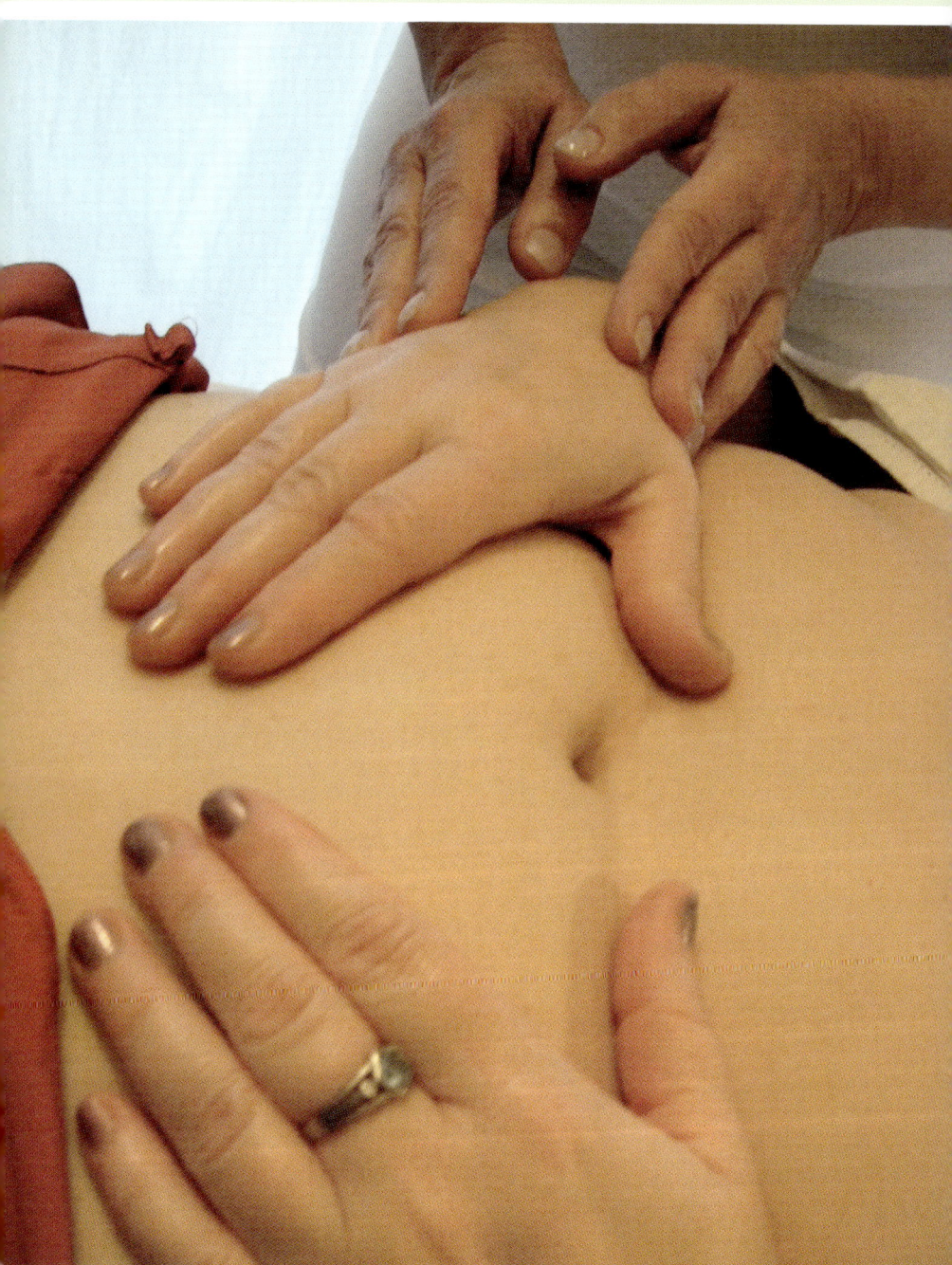

Neue Lebensfreude

Vier Menschen berichten, wie ihnen die Bauchselbstmassage geholfen hat

Für viele ist es wie ein Wunder. Doch die sanft kreisenden Bewegungen auf der Bauchdecke führen tatsächlich zu einem neuen Lebensgefühl

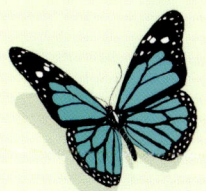

„Gesundheit ist nicht alles, aber ohne Gesundheit ist alles nichts"

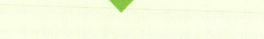

Arthur Schopenhauer

Vom Harndrang befreit

Vor etwa 20 Jahren begann bei Ursula Ander das Problem, dass sie mehrmals täglich unter unaufhaltsamen Harndrang litt. Mit der Zeit verkürzten sich die Abstände immer mehr. Schmerzen hatte sie zwar keine, aber der ständige Drang schränkte sie sehr ein. Der Besuch bei einem Urologen brachte keine Diagnose. Krankhafte Veränderungen wurden nicht gefunden: „Dieser ständige Zwang machte mich immer nervöser, so dass ich schon gar nicht mehr das Haus verlassen wollte. Nachts stand ich mehrmals auf und auch tagsüber konnte ich kaum noch an etwas anderes denken", erinnert sich die rüstige Rentnerin. Außerdem quälte sie der Gedanke, dass womöglich eine unerkannte schwere Krankheit der Grund für diesen permanenten Reiz sein könnte.

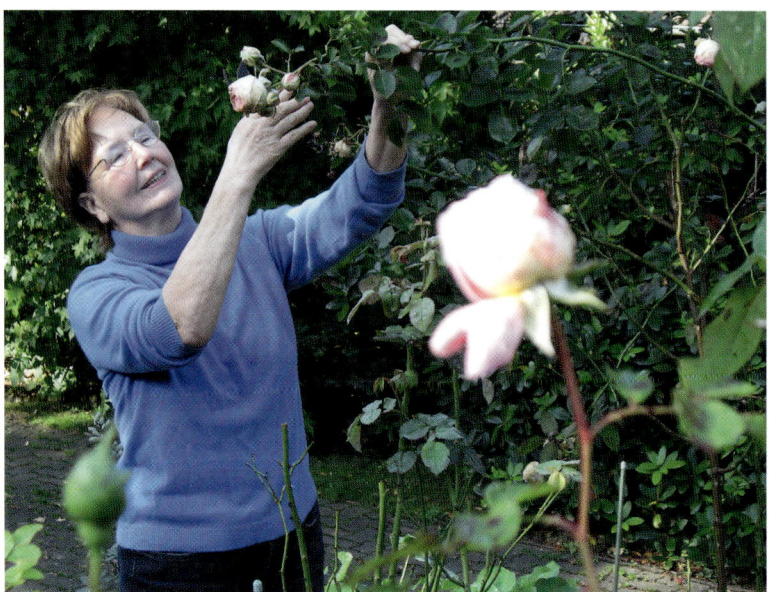

Rentnerin Ursula Ander aus Lübeck, 69, litt 20 Jahre unter den unangenehmen Begleiterscheinungen einer Reizblase – bis sie schließlich die Bauchselbstmassage für sich entdeckte

Von einer Freundin erfuhr sie von der Bauchselbstmassage und so übernahm sie diese nach einer fachmännischen Anleitung auch für sich. „Es ist für mich fast wie ein Wunder, dass durch die einfachen kreisenden Berührungen, meine Beschwerden in kurzer Zeit deutlich geringer wurden und schließlich ganz verschwanden. Meine Heilpraktikerin erklärte mir, dass der erschlaffte Darm ständig einen Druck auf die Blase ausgeübt haben könnte", so Ursula Ander. Inzwischen hat sie neue Lebensfreude gewonnen, sie wirkt heiter und entspannt und unternimmt gern Informationsreisen zu den schönsten Gärten in Europa. „So etwas wäre früher nicht denkbar gewesen", meint die passionierte Gartenfreundin.

Weniger Pfunde, bessere Durchblutung

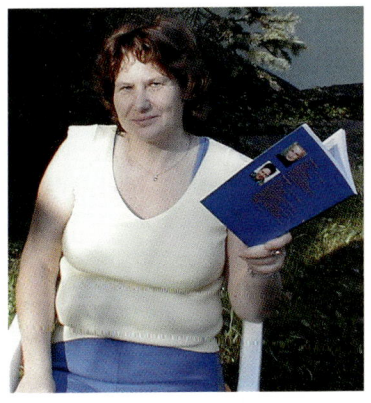

Die aktive, sportliche Geschäftsfrau kannte keine gesundheitlichen Beschwerden, bis sie über Nacht starke Schmerzen im rechten Bein bekam. In der Klinik wurde eine Beinvenenthrombose festgestellt. Neben den medizinischen Behandlungen entschied sich Sylke Wegener für weitere Anwendungen zur Anregung des Lymphflusses. Dazu gehörte neben der wöchentlichen manuel-

Geschäftsfrau Sylke Wegener aus Rügen, 47, konnte durch die Massage nicht nur einige Kilo Gewicht verlieren, sondern auch die gestörte Durchblutung in ihren Beinen anregen

len Lymphdrainage auch die Bauchselbstmassage. Beides mit dem Ziel, für eine bessere Durchblutung der Beine zu sorgen.

Die Zuwendung zu sich selbst, bewirkte bei der Rügener Geschäftsfrau sofort eine deutliche Entspannung. Zudem bildete sich ihr

Bauch zurück. **Die Durchblutung der Beine wurde durch die Massage gefördert, und der Heilungsprozess verlief schneller als sonst üblich.** Die Bauchselbstmassage in Verbindung mit der Lymphdrainage möchte Sylke Wegener heute nicht mehr missen. Zumal sie jetzt auch weniger Pfunde auf die Waage bringt.

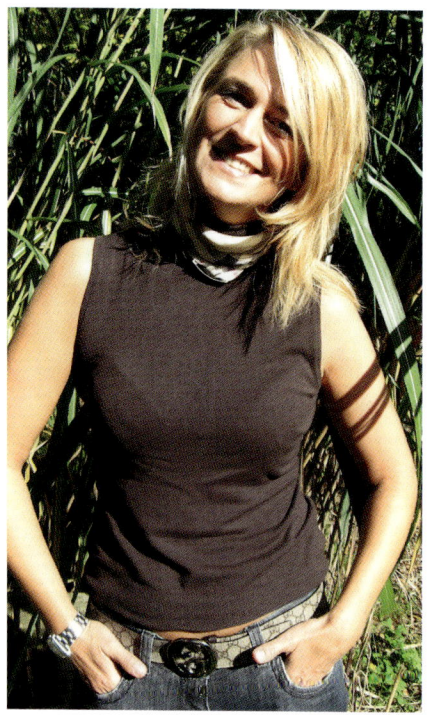

Jahrelange Beschwerden mit Magen und Haut konnte die Bremer Stylistin Christina Schüssler, 38, mit der Bauchselbstmassage wieder gut in den Griff kriegen

Schönere Haut, mehr Vitalität

Seit ihrem 20. Lebensjahr litt Christina Schüssler an unterschiedlichsten Magen- und Darmbeschwerden sowie Hautausschlägen. Zahlreiche Untersuchungen bei verschiedenen Ärzten und in zwei Kliniken brachten keine genauen Diagnosen. Der Hausarzt riet zu einer Diät. Vor allem sollte die junge Frau Milch und Milchprodukte sowie tierische Fette meiden.

Trotz einer Ernährungsumstellung und der Einnahme spezieller Nahrungsergänzungsmittel traten die Symptome wie Magen- und Darmkrämpfe, Übelkeit und Rückenschmerzen immer wieder auf. Das alles beeinträchtigte die Lebensqualität der sonst so positiv eingestellten, jungen Frau.

Bei der Sanierung ihrer Zähne, die Christina auch als Maßnahme gegen die Beschwerden durchführen ließ, gab ihr der Zahnarzt den Tipp, die Bauchselbstmassage auszuprobieren. Lange suchte seine Patientin nach einer entsprechenden Anleitung dieser Behandlung und fand diese schließlich in einem Seminar bei der Heilpraktikerin Vera A. Kafka. „Ich hatte schon so viel ausprobiert und war anfangs skeptisch. Vor allem konnte ich mir nicht vorstellen, dass dieses zarte Streicheln etwas bewirken sollte", erinnert sich Christina Schüssler.

Doch schon nach der ersten Behandlung – zunächst durch die Therapeutin – stellte sich eine Veränderung ein. Ihr Bauch wurde weicher, und sie erlebte eine wohltuende Entspannung. Nach wenigen Monaten, in denen sie dann jeden Tag mindestens einmal ihren Bauch massierte, ließen alle Beschwerden nach. „Ich fühle mich wie neu geboren. Die Haut im Gesicht und am Körper ist klar und auch glatter geworden. Und nebenbei habe ich auch noch fünf Kilo abgenommen. Einfach genial", sagt Christina Schüssler.

„Ich fühle mich wie neu geboren. Die Haut im Gesicht und am Körper ist klar und auch glatter geworden. Und nebenbei habe ich auch noch fünf Kilo abgenommen. Einfach genial"

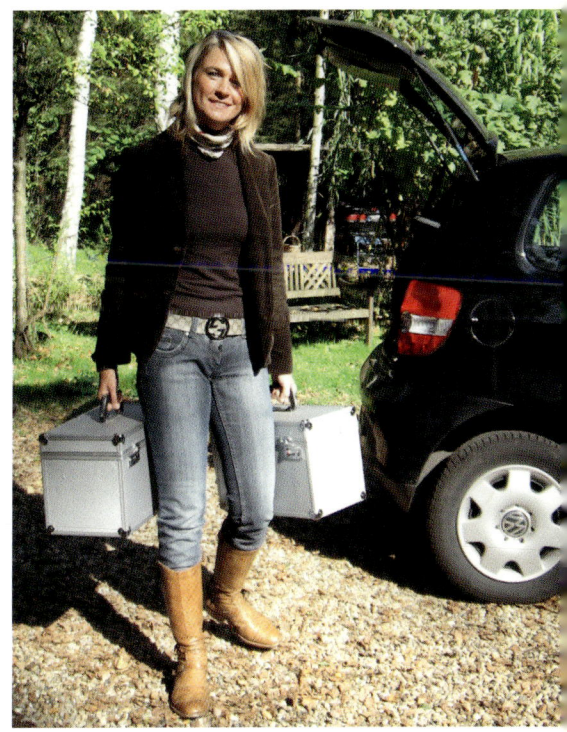

Bessere Haltung, weniger Gewicht und weniger Rückenschmerzen

Weniger war es der Bauchumfang, der den 57-Jährigen störte, als der anhaltende Rückenschmerz, vor allem nach längerem Stehen. Haydn von Hohnstein ließ deshalb einen gründlichen Gesundheitscheck bei verschiedenen Ärzten durchführen. Das Resultat: Bis auf einen leicht erhöhten Cholesterinspiegel und das Übergewicht gab es keine Beanstandungen. Lediglich der Orthopäde stellte einen Rundrücken bei ihm fest. Wie viele Menschen mit Bauch hatte Haydn von Hohnstein eine nach vorn gebogene Lendenwirbelsäule.

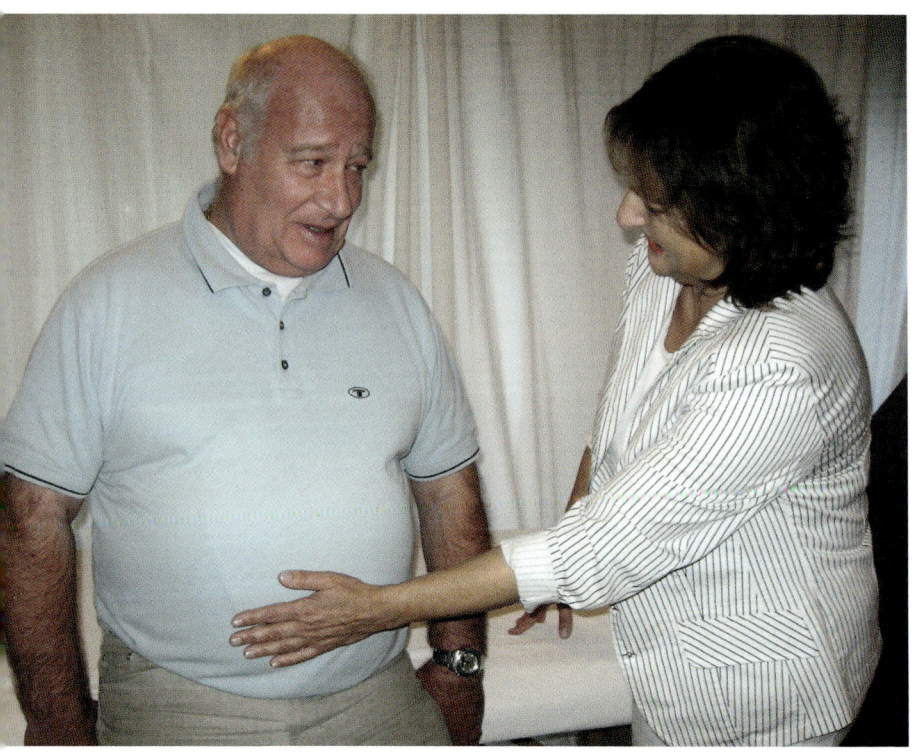

Die Bauchselbstmassage und eine Fastenkur nach F.X. Mayr machten aus dem Betriebswirt Haydn von Hohnstein aus Hamburg, 57, einen neuen Menschen

Diese Rundung wurde vom Körper ausgeglichen, indem sich die Brustwirbelsäule gegenläufig krümmte. Dadurch entstanden ein Rundrücken und ein nach vorne gebeugter Hals. Diese Selbsthilfemaßnahme des Körpers half zwar einerseits, die Last des Bauches zu tragen, führte aber andererseits zu den hartnäckigen Schmerzen. Den Rat des Orthopäden, die Ernährung umzustellen und die Bauchselbstmassage zu praktizieren, nahm Haydn von Hohnstein dankend an.

Bereits die ersten Massagen bewirkten eine Veränderung, und seine Bauchdecke fühlte sich weicher an. Zusätzlich stellt er seine Ernährung um und verzichtet seitdem auf üppige warme Mahlzeiten spät abends mit Kartoffeln, Fleisch und Soße. In kurzer Zeit wurde sein Bauchumfang sichtbar kleiner und damit ließen auch die Rückenschmerzen nach.

In kurzer Zeit wurde sein Bauchumfang sichtbar kleiner und damit ließen auch die Rückenschmerzen nach

Begeistert von diesem Ergebnis, gehört die Bauchselbstmassage nun zum festen Bestandteil seines Tagesablaufes. Eine Fastenkur nach Dr. Franz Xaver Mayr in einer Klinik in Süddeutschland verbesserte zudem den körperlichen Zustand des Betriebswirtes so sehr, dass er nicht nur die Anerkennung seiner Segelfreunde beim jährlichen Törn auf der Ostsee fand, sondern auch eine neue Liebe.

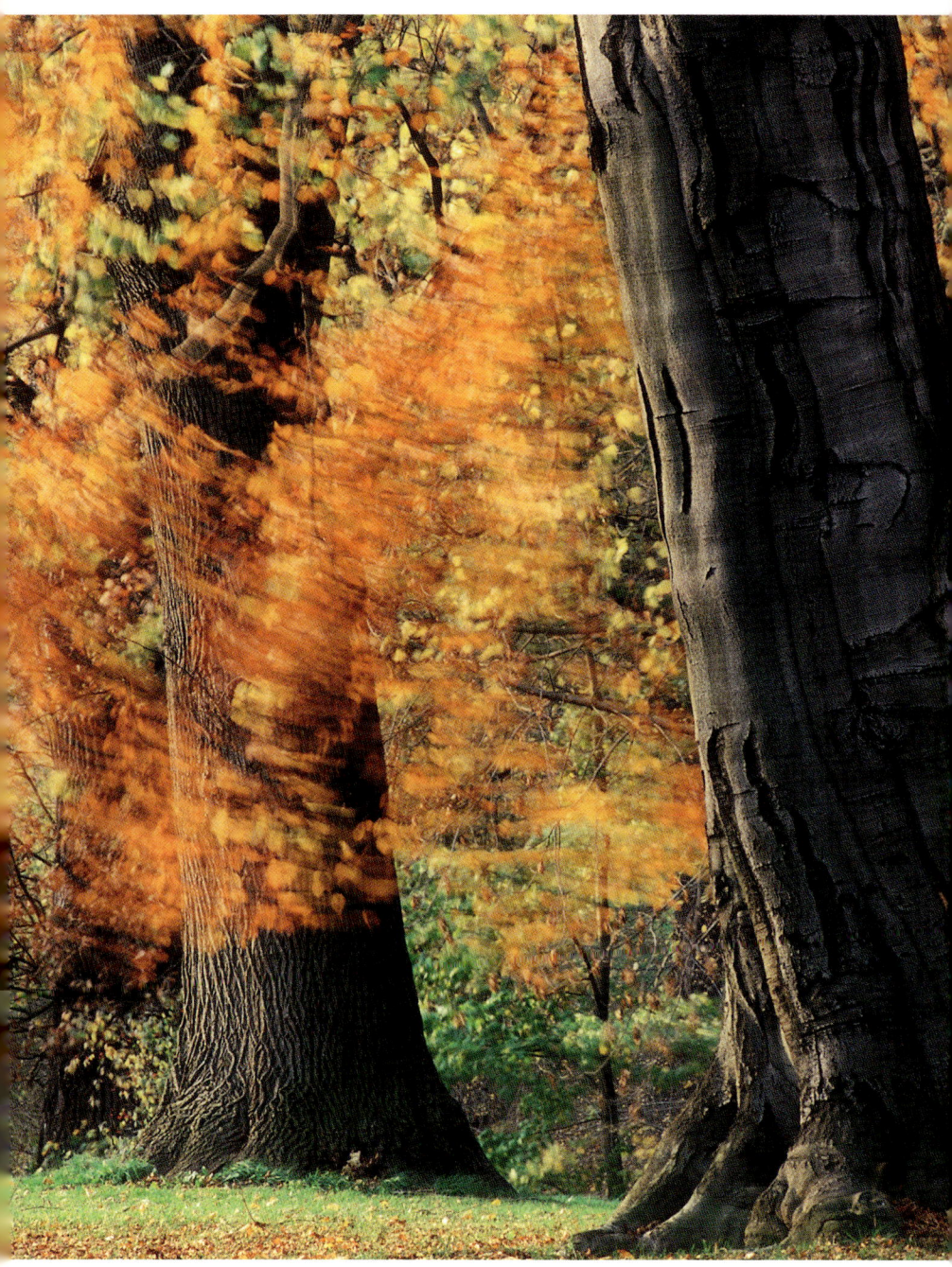

Die sauren Zeiten sind vorbei

Denn „sauer" macht krank

So wie wir uns mit Umweltschutz beschäftigen, damit unsere Wälder nicht sauer werden, so müssen wir auch etwas für uns selbst tun, um nicht zu übersäuern

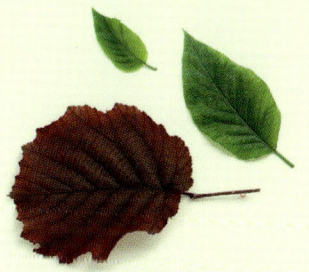

„Mit der Gesundung und Reinigung
des Darmes verschwinden
viele Probleme der Lunge, des Herzens
und des Unterleibes"

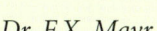

Dr. F.X. Mayr

Im alten China gab es eine hinterhältige Foltermethode: Dem Gefangenen wurden als Nahrung ausschließlich Wein und Fleisch gereicht. Es dauerte nicht lange – und der Arme starb. Woran? An Übersäuerung, an einer Funktionskrise seines Körpers. **Was in Maßen köstlich ist, kann im Übermaß die Giftspritze für den menschlichen Körper sein.**

Dieses kleine Beispiel macht deutlich, was passieren kann, wenn das Säure-Basen-Verhältnis im menschlichen Körper aus dem Gleichgewicht gerät. Kleine Abweichungen verkraftet unser Organismus und gleicht sie aus. Aber auf Dauer führt eine Übersäuerung in die Krankheit. Der Körper verschlackt und die Selbstvergiftung nimmt ihren Lauf – in unseren Därmen.

Das Thema Säure-Basen-Haushalt ist – obwohl in aller Munde – nicht so einfach zu verstehen. Mit „sauer" bringt unser Gehirn Begriffe wie „Zitrone", „Essig" oder „grüne Äpfel" in Verbindung. Das hat im Grunde nichts mit Säure im chemischen Sinne zu tun. Fachlich ausgedrückt ist der Säure-Basen-Haushalt die allgemeine

Grüne Äpfel besitzen eine natürliche Säure und sind gesund. Vielmehr sind es die fetten und süßen Speisen, die den Organismus übersäuern

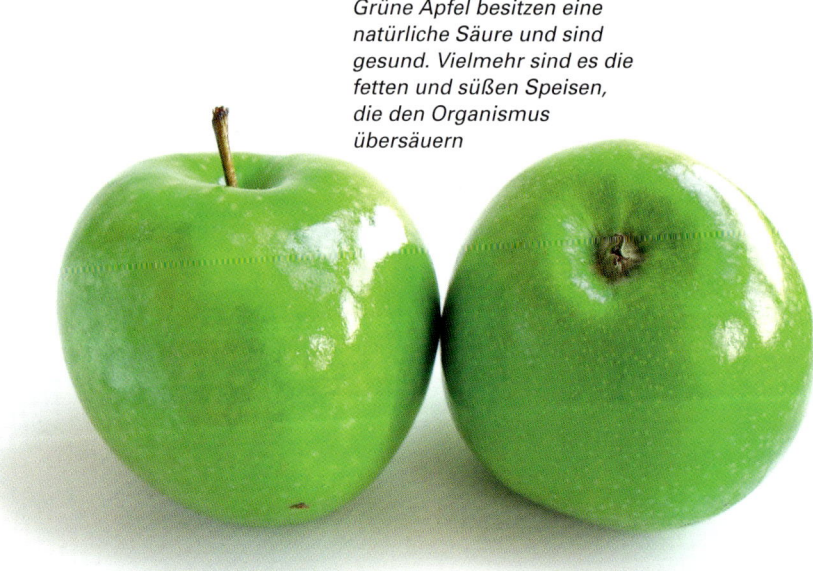

Bezeichnung für diverse physiologische Regelmechanismen. Sie halten den Ablauf der notwendigen Stoffwechselvorgänge bei einem pH-Wert von 7,4 im Blut aufrecht. Zur Regulierung des Säure-Basen-Gleichgewichts tragen die Puffereigenschaften des Blutes und der Gewebe sowie der Gasaustausch in der Lunge und der Ausscheidungsmechanismus der Niere bei. Störungen im Säure-Basen-Haushalt des Körpers führen zu Azidose (Übersäuerung) oder Alkalose (Untersäuerung) und können sich lebensbedrohlich auswirken.

Leichter zu verstehen ist dieser Vorgang durch einen Vergleich aus der Natur, etwa das Waldsterben. Man weiß inzwischen, dass die Ursache dafür der saure Regen ist. Infolge unserer veränderten Lebensweise und vermehrter Umweltgifte, allen voran der Abgase, entstehen negative Umwelteinflüsse. Allein 46 Millionen Autos sind in Deutschland mit am Treibhauseffekt beteiligt.

So gelangen Giftstoffe in den Wasserkreislauf und regnen auf die Bäume und in den Boden, von dem sich die Pflanzen ernähren. Die Folge ist ihre Übersäuerung. Werden sie dauerhaft geschwächt, sterben sie ab.

Giftstoffe im Wasserkreislauf führen zur Übersäuerung von Bäumen und Pflanzen

Ebenso verhält es sich beim Menschen. **Unsere Ernährung ist oft minderwertig: zu einseitig, zu fett, zu süß und zu reichhaltig.** („Jeder zweite Europäer ist zu dick" war denn auch das aktuelle Thema der 15. United European Gastroenterology Week 2007 in Paris!). Diese minderwertigen Essensmengen produzieren in unseren Körpern übermäßige Säuren.

Ausscheidungsorgane wie Leber, Niere, Lunge, Blut- und Lymphgefäße, Schweißdrüsen, Haut- und Schleimhäute können dem Ansturm säurehaltiger Lebensmittel auf Dauer nicht Herr werden. So bleiben die Säuren im Körper, entziehen ihm seine Mineralien und lagern sich in allen Geweben, vor allem im Bindegewebe aller Organe als so genannte „Schlacken" ab. Das führt zu einer ernährungsbedingten, chronischen Übersäuerung der Körpergewebe. Und da-

43

durch wiederum entwickeln sich zahlreiche chronische Beschwerden und Krankheiten.

„Bei fortschreitender Verschlackung wird schließlich jedes Organ in Mitleidenschaft gezogen", wusste schon Dr. Franz Xaver Mayr und nannte in diesem Zusammenhang Krankheiten, die im Laufe der letzten 50 Jahre deutlich zugenommen haben, wie • Rheumatismus und Arthrosen • Degenerationen des Herzens, der Leber und der Nieren • Arterienverkalkung, besonders in kleinen Gefäßen (Vorstufen der Angina pectoris) • Gallen- oder Nierensand bzw. -steine • Akne, Ausschläge, unreiner Teint und Pigmentflecken. Die Skelettmuskulatur ermüdet früher und leistet weniger, schlecht ernährte Hirnzellen führen zu Vergesslichkeit.

Leider sind zu dieser Liste viele schwerwiegende Leiden, allen voran der Darmkrebs, hinzugekommen. Auch ist inzwischen fast jeder Zweite – dazu gehören auch Kinder und Jugendliche – vom so genannten Reizdarmsyndrom mit unterschiedlichsten Beschwerden betroffen. Weitere Folgekrankheiten sind Darmträgheit, Blähungen, chronische Entzündungen wie Morbus Crohn und Colitis ulcerosa, Divertikulose, Dickdarmpolypen, Kolonkarzinom, Diarrhoe, Analabzesse, Hämorrhoiden usw.

Wer fühlt sich heute noch wirklich gesund?

In seinen jahrzehntelangen Studien stellte Mayr an seinen übersäuerten Patienten zudem eine „seelische Verflachung" fest, die sich unter anderem in Lieblosigkeit, verstärktem Egoismus, Materialismus und Rücksichtslosigkeit zeigte. So hat die Redewendung „Ich bin sauer" heute ebenfalls einen tieferen Hintergrund. Die deutliche Zunahme von Mutlosigkeit, negativer Denkweise und sogar Depressionen scheint die Mentalität eines ganzen Volkes zu verändern.

Das Entgiften und die Umstellung der Lebensgewohnheiten hatten, wie der Fastenarzt beschreibt, „deutlich positive Auswirkungen auf die Gesamtpersönlichkeit des Patienten".

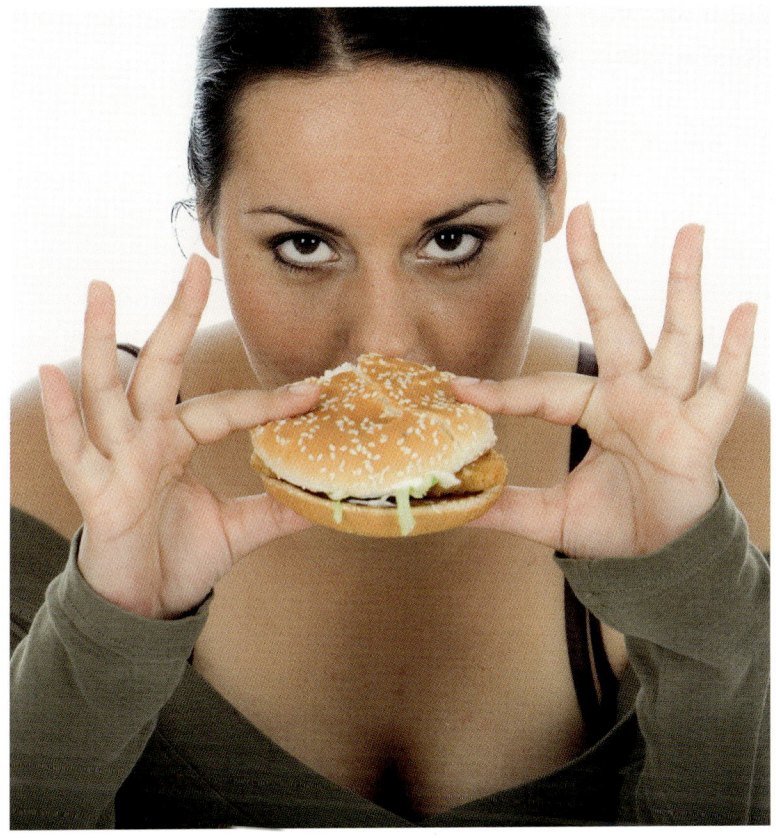

Mit unserer oft zu reichhaltigen Ernährung vergiften wir uns selbst.
Der Körper wird sauer und krank

Woran erkennt man eine Übersäuerung?

Wenn wir zu den „Otto-Normal-Verbrauchern" gehören, was unsere Ernährung angeht, und wir nicht besonders auf ausgewogene Mahlzeiten achten, dann ist unser Säure-Basen-Wert häufig nicht optimal, nicht im mittleren Bereich. Das lässt sich mit einem Teststreifen aus der Apotheke leicht feststellen, der den pH-Wert im Urin misst. Diese geben eine erste Orientierung und zeigen durch eine Verfärbung an, ob wir übersäuert sind.

Neben der Ernährung können für eine Übersäuerung auch noch weitere Faktoren verantwortlich gemacht werden, so beispielsweise Stress und Ärger, zu wenig Bewegung und zu wenig Sauerstoff, nicht ausreichender Schlaf sowie eine zu geringe Flüssigkeitsaufnahme.

Wie die Bauchselbstmassage den „Schalter umlegt"

Gerade auch im Säure-Basen-Haushalt kann die Bauchselbstmassage regulierend eingreifen. Durch die Wärme der Hände und einer tiefen Bauchatmung wird die Sauerstoffzufuhr im Körper verbessert und so der Entgiftungsprozess angeregt. „Durch die Bauchselbstmassage bekommen viele Menschen eine andere Wahrnehmung", sagt die Heilpraktikerin Vera A. Kafka. „Fast alle Seminarteilnehmer haben danach den Wunsch, ihre Ernährung umzustellen. So gehört die Ernährungsberatung inzwischen zum festen Bestandteil meiner Seminare."

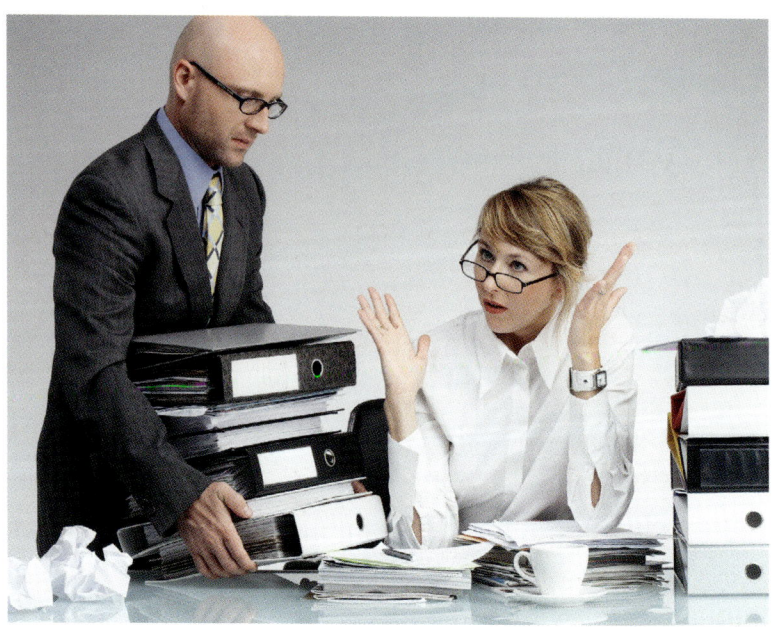

Es ist tatsächlich so: Auch häufiger Stress und Ärger können einen negativen Einfluss auf den Säure-Basen-Haushalt haben

Wenn wir unseren Körper also anders wahrnehmen, in uns hineinhören und unsere Bedürfnisse wirklich spüren können, erkennen wir deutliche Signale, die uns vor Unpässlichkeiten bewahren können. Wir spüren, ob wir uns wohl fühlen oder etwas nicht stimmt. Auch wenn wir jeden Tag ein wenig älter werden, heißt das keineswegs automatisch hinfällig, senil, dick oder sogar krank zu werden. Der menschliche Körper ist darauf ausgerichtet, 130 Jahre alt zu werden. Ob wir das schaffen, ist nicht sicher. Aber bis wir die letzte Reise antreten, sollten wir unser Leben, dieses einmalige Geschenk, genießen und zwar bei strahlender Gesundheit und guter Laune.

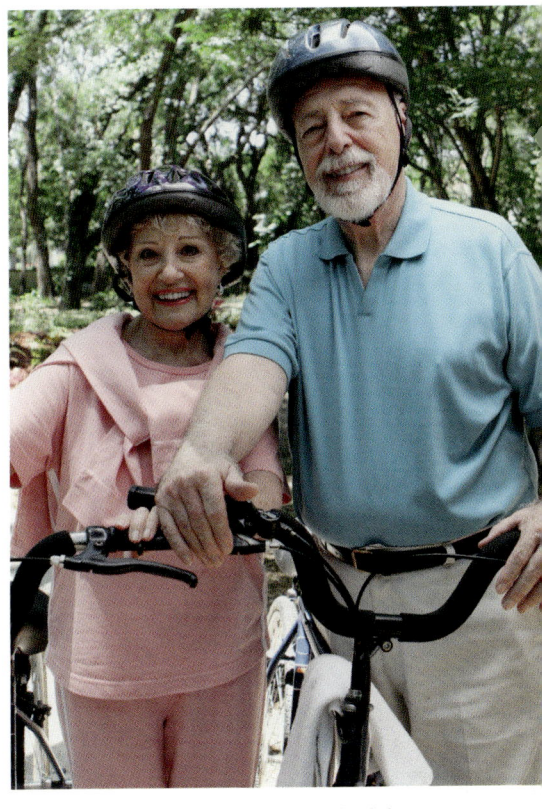

Mit der Bauchmassage können wir aktiv etwas dafür tun, auch die zweite Lebenshälfte in strahlender Gesundheit und guter Laune zu verbringen

WIR MÜSSEN NICHT SAUER SEIN – VIER SCHRITTE ZUR GESUNDHEIT

1. Der erste Schritt ist die Bauchselbstmassage.
2. Der zweite die Umstellung der Ernährung. Jetzt beginnt die Zeit des wahren Genusses!
3. Der dritte Schritt ist die Freude an der Bewegung.
4. Und der vierte die Einstellung zu unserem Leben. Wir sollten es uns wert sein, uns um uns selbst zu kümmern.

Die Kursrichtung für eine gesunde Ernährung ist denkbar einfach. Hören Sie ab sofort nicht mehr auf die unzähligen Ratschläge, die Ihnen die Notwendigkeit immer neuer Diäten suggerieren wollen. Wenn Sie sich danach richten, werden Sie nur noch experimentieren und sich nach Tabellen ernähren. Der Darm ist ein Gewohnheitstier: Er mag keine Experimente. Fühlen und testen Sie für sich, was Ihnen gut tut, was Ihnen bekommt und lassen Sie sich in Zukunft nicht mehr verrückt machen.

Jedem seine eigene Esskultur

Ein guter Freund berichtete mir letzten Herbst begeistert, dass er täglich mehr als zehn frische Äpfel äße. Entsetzt klärte ich ihn über den Fuselalkohol auf, der sich dadurch in seinem Darm bildet und welche Schäden dadurch entstehen können. Das blendende Aussehen des Freundes, der mit weit über 70 Lebensjahren die Vitalität eines 50-Jährigen hat, strafte meine Reden jedoch Lügen. Der uralte

Eine allgemein gültige Ernährungsform kann es nicht geben

Volksspruch „Die Kost, die dem Schmied bekommt, die zerreißt den Schneider", drückt aus, dass es eine allgemein gültige Ernährungsform nicht geben kann.

Das war auch Franz Xaver Mayr bekannt, als er sagte: „Die Ernährung soll künftig gesünder werden. Dazu sollen wir das Essen ganz besonders genießen, feinsinnig, nicht mehr quantitativ durch vieles Essen und gieriges, hastiges oder nervöses Hinunterschlingen, sondern qualitativ durch Auskosten und Ausschmecken kleinerer Mengen. Dabei kann jeder mit der Zeit feststellen, welche Kost er benötigt, was sein Verdauungsapparat gut bewältigen kann und was somit für ihn das Richtige ist. Dann verlangt der neu erweckte Nahrungsinstinkt nach einfacher, gesunder, möglichst naturbelassener, nicht oder wenig vermischter Kost. Als Dauerkost wird eine gemischte Kost ohne Einseitigkeit gewählt."
So empfahl der engagierte Darmdoktor unter anderem:

48

• abgelagertes, gutes Schwarzbrot • Wurzel- und Blattgemüse wie Karotten, Petersilie, Schwarzwurzeln, Sellerie, Spinat und andere Gemüsesorten • Kartoffeln • morgens oder vor dem Mittagessen Obst, allem voran Beerenobst, Äpfel und Bananen – ungespritzt versteht sich! • Bei Rohkost sei auf Bescheidenheit zu achten. Isst man mehr davon, als der Darm verarbeiten kann, genügt die geringste zusätzliche Menge und im Darm entsteht wilde Gärung. Fuselbildung führt zu Leibweh, Kullern im Darm und Blähungen.

Jeder kann bei sich erfühlen, welche Kost er benötigt und was sein Verdauungsapparat gut bewältigen kann

Schädigend wirkt sich nach Mayr kalorienreiche, vielfach „totgekochte" Kost mit täglichem Fleischkonsum und üppiger Verwendung von Fett aus. Auch Rösten, Einbrennen, schädliches Panieren sowie wertarme Weißmehlprodukte und zu viel Süßes sind zu vermeiden. In diesen Bereich fallen ebenso die vorgefertigten Speisen mit zahlreichen künstlichen Zusätzen zur Geschmacksverstärkung.

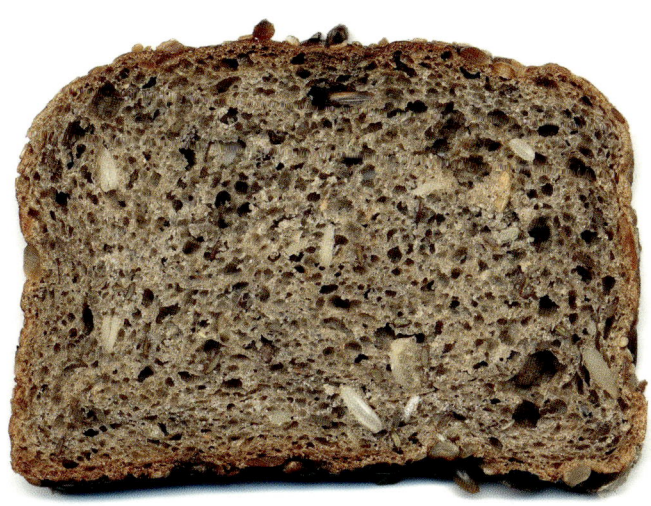

Nach Mayr gehört abgelagertes Schwarzbrot zu den basisch besonders wirkungsvollen Lebensmitteln

49

NACH F.X. MAYR SOLLTE MAN NIEMALS ESSEN,

- wenn man keinen Hunger hat,
- wenn man keine Zeit hat,
- wenn man körperlich oder nervlich übermüdet ist.

Erinnern wir uns noch einmal an die armen Chinesen, die nach dem Verzehr von Wein und Fleisch dahinsiechten. So führen alle Fleischsorten, Wurstwaren und tierischen Fette die Liste der Nahrungsmittel an, die uns übersäuern. Ebenso fallen in diesen Bereich Fisch, Käse, Weißmehlprodukte, Erdnüsse, Zucker, Fertiggerichte in Dosen und vorgefertigte Mahlzeiten. Aber auch kohlensäurehaltige Getränke, vor allem Cola-Getränke, Kaffee, schwarzer Tee und Alkohol.

Wer seinem Körper und seinem Darm etwas Gutes tun will, der sollte ihn mit basenreicher Kost verwöhnen.

Das Verhältnis muss stimmen

In welchem Verhältnis wir säuren- und basenüberschüssige Nahrung zu uns nehmen sollten, hatte der schwedische Ernährungswissenschaftler Ragnar Berg bereits um die Jahrhundertwende festgelegt. Und daran hat sich bis heute nichts geändert. Sein Credo: **Der Gesunde soll viermal so viel Basenkost wie säurebildende Kost verzehren, der Kranke das Siebenfache.**

Dr. Renate Collier, eine Verfechterin der natürlichen Kost, schrieb: „Die Basenkost garantiert mit dem Essen zur richtigen Zeit, dass unser Körper endlich seine naturgesetzlich festgelegten Rechte erhält. Der Darm wird es uns danken und auch all die anderen Organe, die auf Hochtouren arbeiten, um überschüssige Säuren aus dem Körper auszuscheiden. Mit der Basenkost wird unser Organismus endlich vom Stress des ständigen Säurereizes befreit. Auch die Nerven werden beruhigt und entspannt, so dass die vegetativen Funktionen wieder normal ablaufen."

BASISCH WIRKENDE LEBENSMITTEL:

Gemüse: Spinat, Kartoffeln, Brechbohnen, weiße Bohnen, Spargel, Brokkoli, Blumenkohl, Wirsing (grün), Erbsen (frisch), Linsen, Fenchel, Sellerie, Sauerampfer, Zwiebeln, Feldsalat, Kopfsalat, Endivie, Löwenzahn

Wurzelgemüse: Rote Rüben, Rettich (schwarz)

Obst: Bananen (reif), Mandarinen, Rosinen, Hagebutten, Feigen (getrocknet)

Anderes: Soja-Produkte

SCHWACH BIS MITTEL-BASISCH WIRKEN:

Gemüse: Porree, Grünkohl, Rotkohl, Brunnenkresse, Schnittlauch, Schnittbohnen, Schwarzwurzeln, Kohlrübe, Kohlrabi, Meerrettich, Karotten, Rhabarber, Steinpilze, Pfifferlinge, Champignons

Obst: Äpfel, Birnen, Johannisbeeren, Datteln, Bananen (grün), Mirabellen, Pflaumen, Pfirsiche, Preiselbeeren, Brombeeren, Trauben, Stachelbeeren, Apfelsinen, Zitronen, Ananas

Milchprodukte: Kuhmilch, Schaf- und Ziegenmilch, Molke, Buttermilch

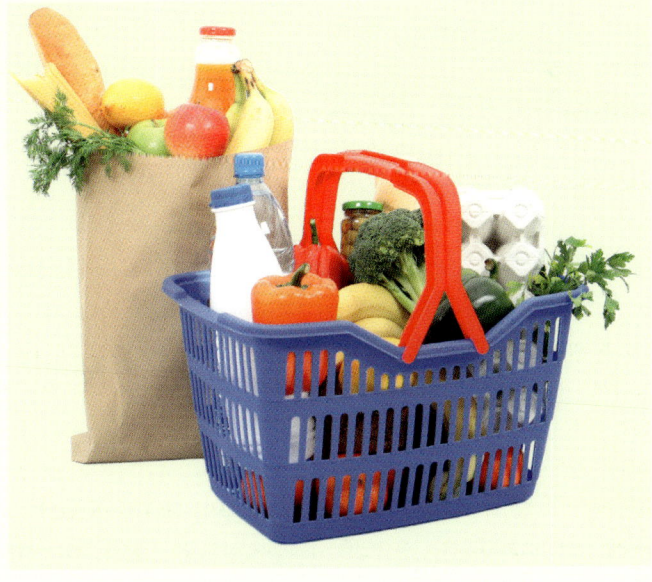

51

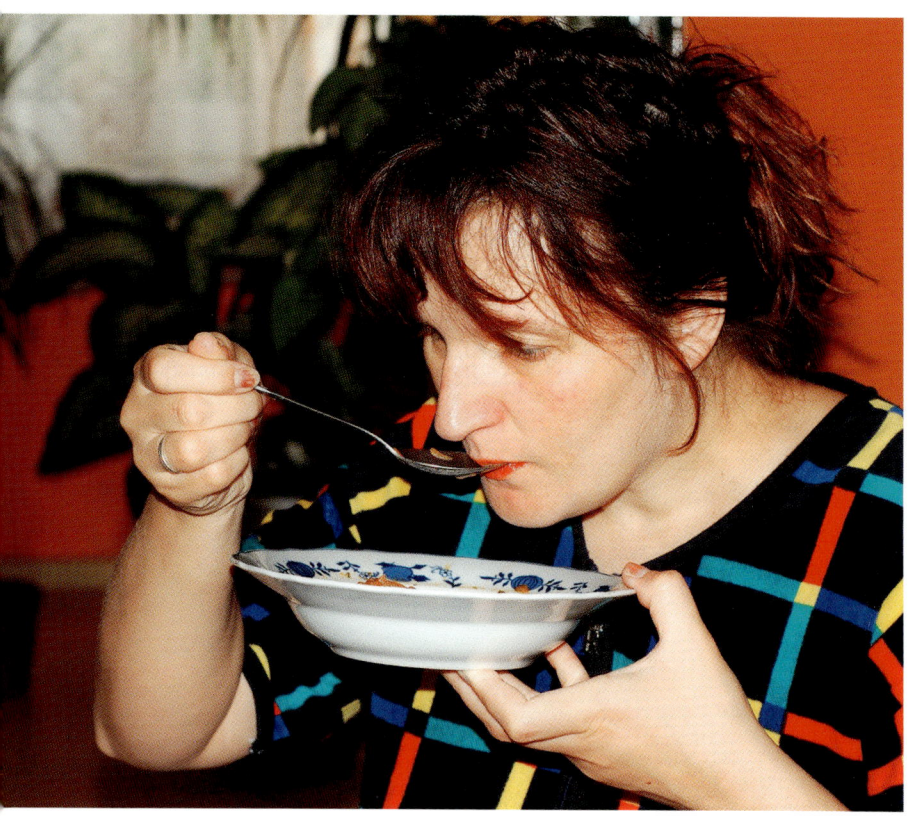

Eine Suppe zum Frühstück ist vielleicht ungewohnt, kann aber für den Verdau-ungstrakt zu einer wahren Wohltat werden

Alles, was die Naturheilärztin mit großer Überzeugung vielen Menschen an Wissen und Erfahrung weitergab, hatte sie zuvor an sich selbst ausprobiert. So kam sie zu der Überzeugung, dass sich gerade beim Frühstück etwas Grundlegendes ändern müsse. Wenn man bedenkt, wie bei vielen Menschen der Körper zum Auftakt eines anstrengenden Tages „getankt" wird, muss man ihr Recht geben. So rät Renate Collier zu einem Versuch und empfiehlt, morgens warme Kost zu probieren. „Sie werden feststellen, wie gut Kartoffeln und Gemüse auch morgens schmecken können."

Sicher scheitert diese Art des Frühstücks meist schon am Zeitaufwand, aber zum täglichen Brot oder Brötchen gibt es zahlreiche Alternativen. Das kann auch eine bereits am Vortag zubereitete, erwärmte, kräftigende Suppe sein. Wenn Ihre bisherigen täglichen Essensgewohnheiten künftig die Ausnahme werden, ein Stück Kuchen nur noch den Sonntag bereichert, der Wein oder das Bier keine tägliche Angewohnheit mehr sind und Süßes und Naschereien nicht mehr gierig verschlungen werden, dann wird es Ihnen nicht nur körperlich viel besser gehen. Sie bekommen auch einen neuen Sinn für eine feine Esskultur, und werden ein wirklicher Genießer.

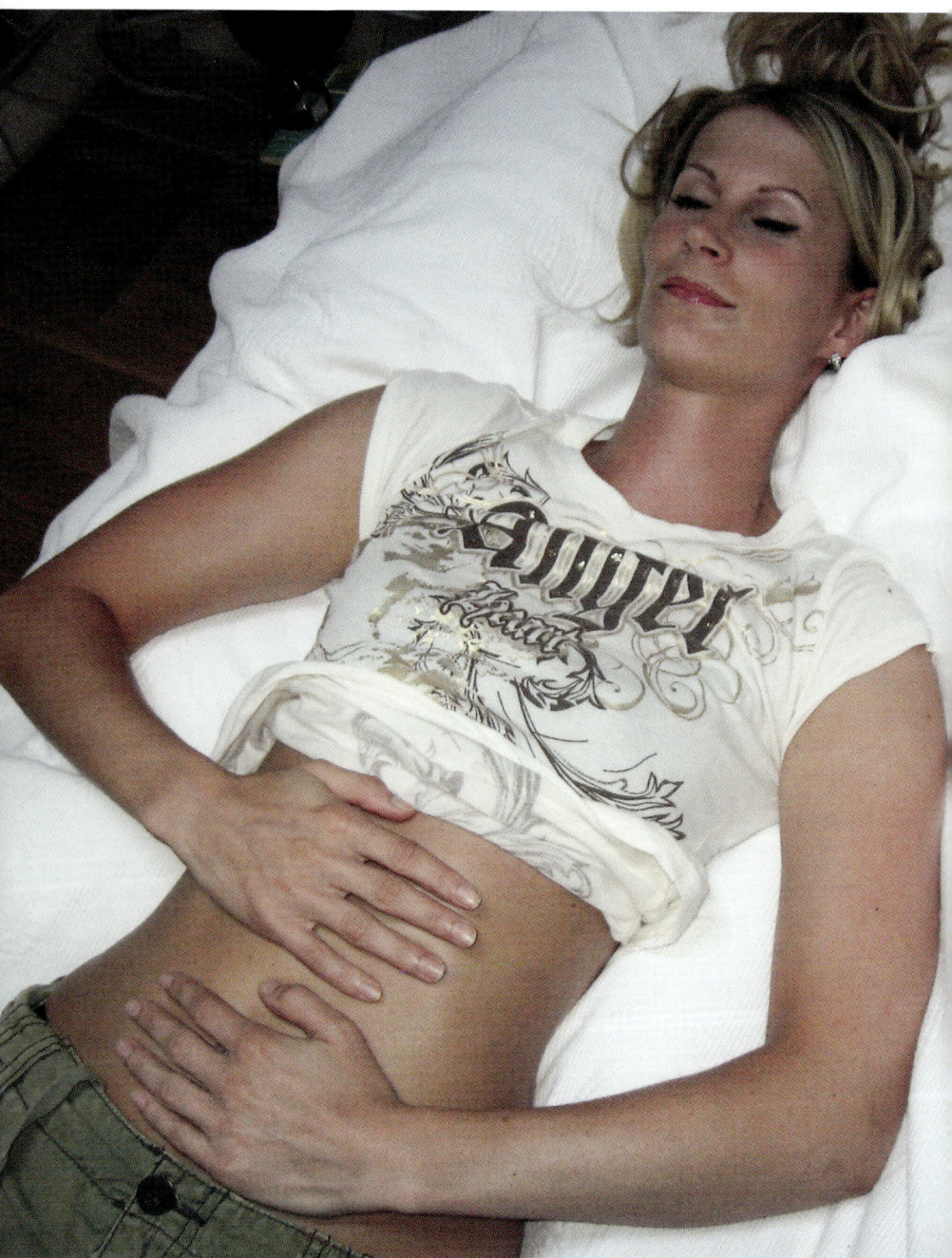

5. KAPITEL

Die „Weisheit" unseres Bauches

Unser Bauch führt ein hochsensibles Eigenleben. Er ist der Mittelpunkt und die Schaltstelle unseres Verdauungsapparates. Auch Emotionen und zwei Drittel unseres Immunsystems haben hier ihren Sitz

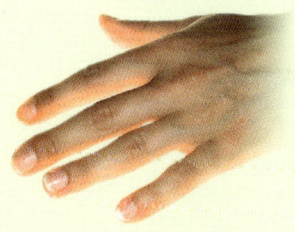

„Gesunden Sinnen braucht man
nichts zu gebieten
und nichts zu verbieten"

Dr. F.X. Mayr

Längst weiß man: Die „Schmetterlinge in unserem Bauch" oder „das Bauchgefühl", das unsere Entscheidungen spontan bestimmt, wird von unserem zweiten Gehirn, dem „Bauchhirn" gesteuert. Diese Impulse aus der Bauchhöhle, wo rund 100 Millionen Nervenzellen den Verdauungstrakt umhüllen, beeinflussen maßgebend unser Denken und Handeln.

Der Bauch kann fühlen, sich erinnern und Neurosen entwickeln. Kurzum, er führt ein hochsensibles Eigenleben. So haben Wissenschaftler herausgefunden, dass dieses Hirn ein Abbild des Kopfhirns mit denselben Zelltypen, Botenstoffen und Rezeptoren darstellt. Mit einer hohen Intelligenz ausgestattet, regelt es die überlebensnotwendigen Funktionen des Verdauungstraktes – und kann dabei auf die Kooperation der Nachbarorgane zählen: Enzyme der Bauchspeicheldrüse sowie Gallensäuren aus der Leber und etliche Verdauungseiweiße auf der Darmoberfläche helfen dabei, Eiweiße, Kohlenhydrate und Fette in kürzester Zeit aufzuspalten. Das Bauchhirn koordiniert auch die Muskelbewegungen der Darmwand, die den Speisebrei durchmischen und reisefertig für den Enddarm machen.

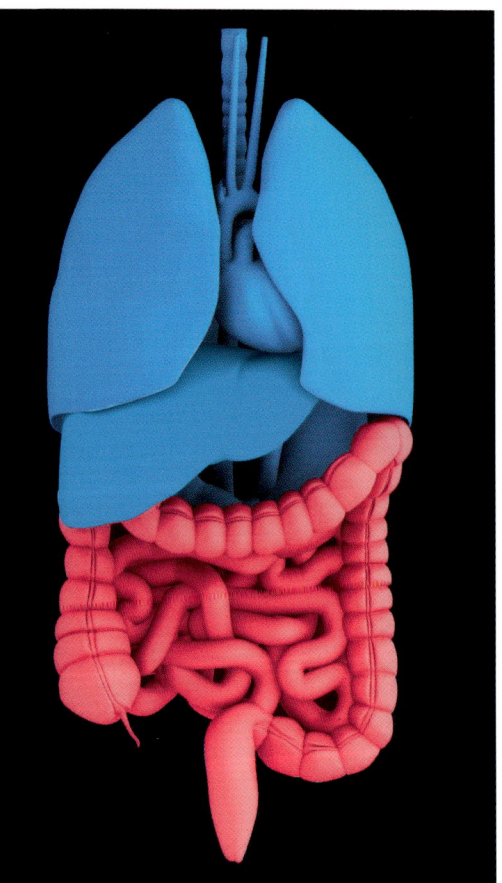

Unser Darm ist ein Meisterwerk der Natur. Wir sollten ihn hegen und pflegen, damit er seine Lebensaufgabe in Gesundheit für uns erfüllen kann

Rund 30 Tonnen Nahrung und 50.000 Liter Flüssigkeit verarbeitet der Darm im Laufe eines 75-jährigen Menschenlebens. So manche Giftstoffe und Krankheitserreger sind darunter – die einem gesunden und intakten Darm indes nicht schaden können.

Das „zweite Gehirn" bezeichnen Wissenschaftler als einzigartig, als einen unabhängigen hochsensiblen „Geist im Körper". Deswegen besteht kein Zweifel darüber, dass seine Fähigkeiten durch Belastungen des Darmes – etwa durch einen faulenden Nahrungsbrei, der zu lange im Darm verbleibt und zu Krankheiten führen kann – beeinträchtigt werden. Vorbeugend wird eine Ernährung mit genügend Ballaststoffen empfohlen, die Giftstoffe binden, die Struktur des Darminhaltes erleichtern und den Transport vorantreiben.

Die zarte Berührung bei der Selbstmassage ist nicht nur eine Wohltat, die den Darm streichelt und seine Arbeit erleichtert, sondern sie setzt offensichtlich auch Gefühle frei, die lange verschüttet waren. Das bestätigt, auch wenn es bisher keine wissenschaftlichen Erklärungen dafür gibt, warum während des Massierens Emotionen aufsteigen, wie zum Beispiel bei Angelika Lauterbach.

> **Die Bauchselbstmassage kann Gefühle freisetzen, die lange verschüttet waren**

Entspannt lag die 45-jährige Hausfrau und Mutter von drei Söhnen auf der Liege in der Praxis von Vera A. Kafka. An diesem Nachmittag wollte sie unter Anleitung der Heilpraktikerin die Bauchselbstmassage erlernen. Nach etwa zehn Minuten, während ihre Hände sanft über ihre Bauchdecke rieben, fühlte die Patientin ein leichtes Kribbeln in der Oberlippe. Wenig später, immer wenn ihre linke Hand eine bestimmte Stelle berührte, stiegen Tränen in ihre Augen. Wie eine Welle löste sich bei der Patientin tief im Innern ein Gefühl von Traurigkeit, das sie zunächst nicht einordnen konnte. Die Therapeutin bemerkte die Regungen und redete ihrer Patientin sanft zu, alles was sie fühlte, zuzulassen.

So brach es plötzlich aus der Frau heraus: Tränen liefen ihr übers Gesicht, Zuerst redete sie abgehackt, dann immer deutlicher über

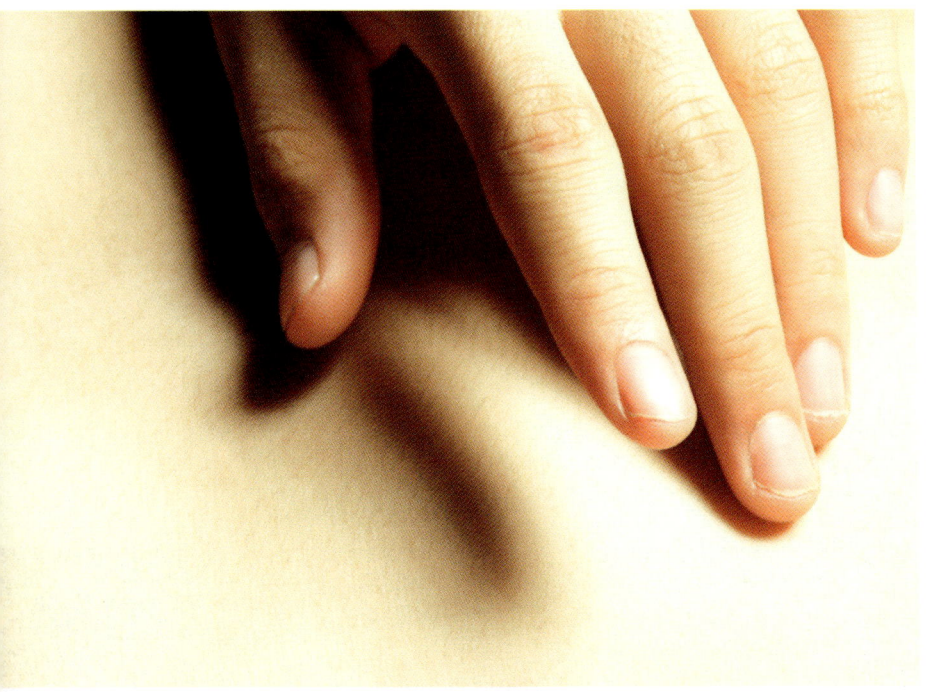

Wer über die Hände mit dem Bauch kommuniziert, findet einen neuen und dankbaren „Gesprächspartner"

Lauschen Sie tief in Ihren Bauch hinein – und Sie werden verstehen ihre Gefühle, dass ein Sohn in Amerika studiere und sie traurig über die Trennung sei. Und dass vor allem ihr Mann sie mit zahlreichen gesellschaftlichen Verpflichtungen überfordere und er sonst wenig Zeit für sie habe. Nach der Behandlung wischte sich die Patientin über die Augen und meinte etwas verlegen: „Ich weiß gar nicht, was in mich gefahren ist, eigentlich geht es mir doch gut." Eigentlich!

Was war geschehen? Für den Gefühlsausbruch von Angelika Lauterbach gibt es eine einfache Erklärung: Sie hatte sich nach langer Zeit erstmals mit besonderer Innigkeit sich selbst zugewandt. Und ihre Bauchgefühle hatten sich deutlich gemeldet. Dank der regelmäßigen

Bauchselbstmassage kann sie sich seither besser auf ihre Lebenssituation einstellen, klärende Gespräche führen und Dinge in ihrem Leben verändern, die sie belasten.

Hören auch Sie künftig auf Ihren Bauch, oder besser noch: Lauschen Sie tief in sich hinein und vertrauen Sie der inneren Weisheit. Sie wird Sie sicher führen!

IMMUNSYSTEM DARM

Rund 70 Prozent aller Abwehrzellen befinden sich im Darm. Sie sitzen in der Darmschleimhaut und produzieren so genannte Immunglobuline (IgA). Das sind Eiweißstoffe, die der Körper zur Abwehr von Fremdkörpern bildet. Unterschieden werden vor allem die Fresszellen (Makrophagen), die fremde Eindringlinge vernichten und die Granulozyten – ein weiterer Typ von Abwehrzellen, die ebenfalls Eindringlinge durch Verzehr vernichten.

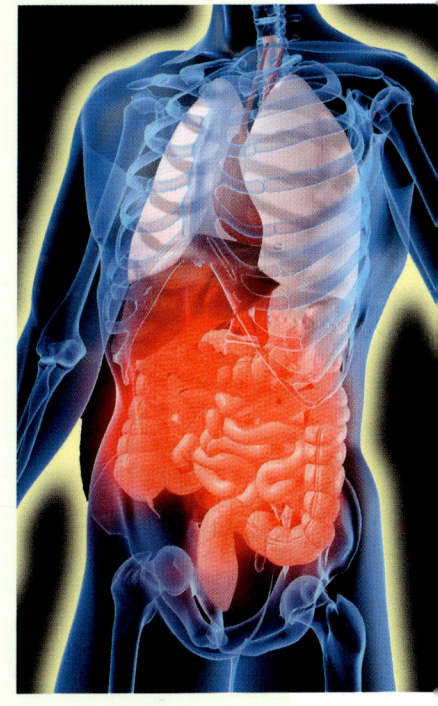

Erleichtert wird die Arbeit der Abwehrzellen durch Billionen von Bakterien, die wie eine Art Schutzwall dazu beitragen, dass Darm und Verdauungssystem gesund bleiben. So bilden sie beispielsweise das für die Blutgerinnung wichtige Vitamin K und schützen den Darm vor aggressiven Schadstoffen.

Damit im Darm aber alles seinen geregelten Gang gehen kann, müssen „gute" und „schlechte" Darmbakterien im Gleichgewicht sein. So können Medikamente – wie Antibiotika und Kortison –, Hormone, Schadstoffe in der Nahrung sowie Umweltgifte das Darmmilieu ins Ungleichgewicht bringen. Der Darm gerät aus dem Takt. Und das kann nicht nur zu Bauchschmerzen, Völlegefühl oder Verstopfung führen, sondern auch zu einer Reihe von körperlichen Erkrankungen. Deswegen ist es so wichtig, dass wir diesen „Hort unseres Immunsystems" schützen und ihm Gutes tun, wo und wie immer dies möglich ist.

59

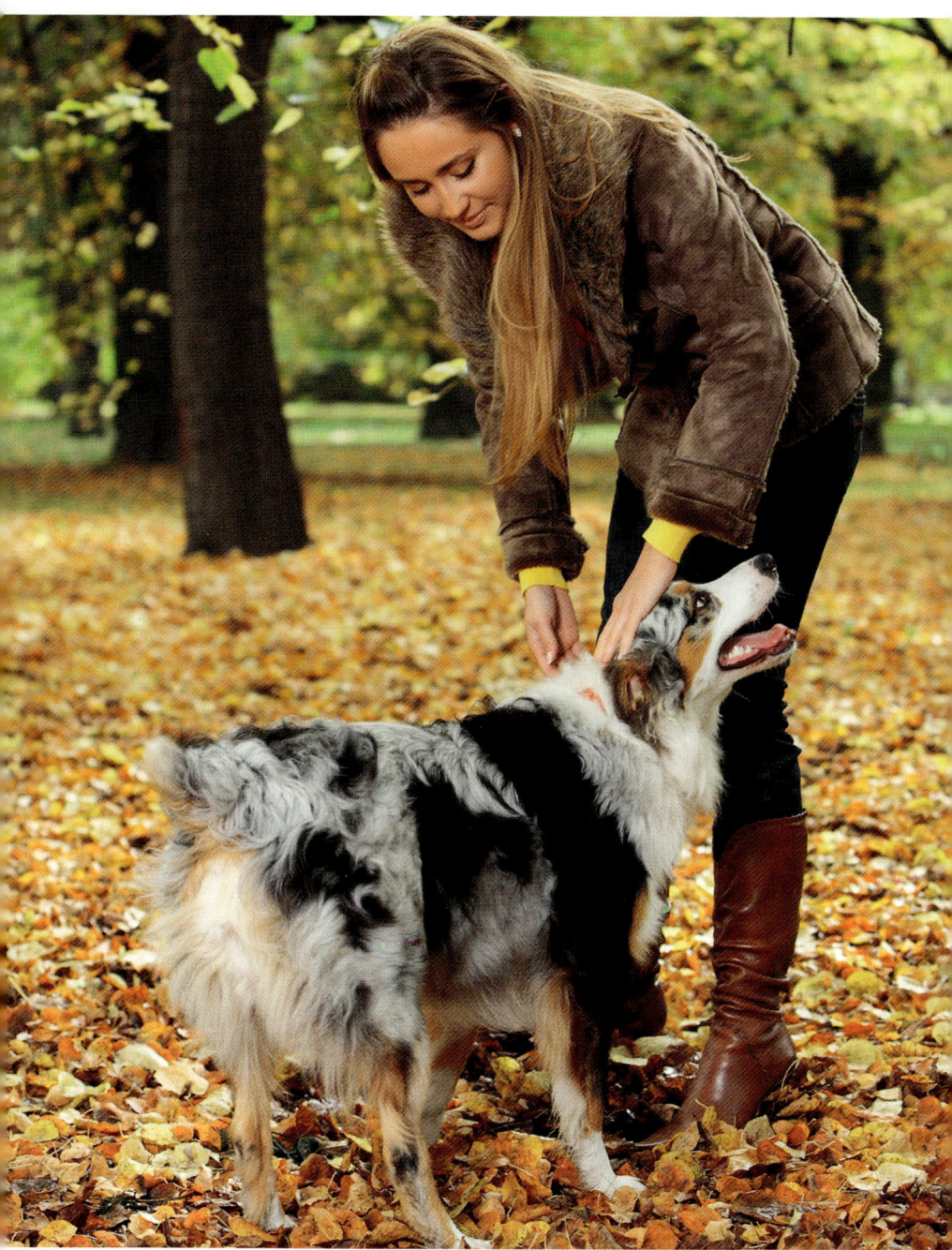

Keine Scham:
Stuhlgang ist die normalste Sache der Welt

Dem „täglichen Geschäft" unseres Vierbeiners bringen wir wohlwollende Aufmerksamkeit entgegen – warum nicht auch unserem?

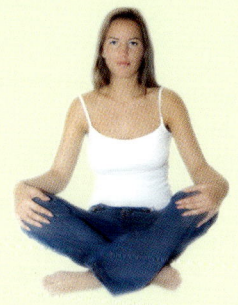

„Ein Optimum an Gesundheit kann jeder durch die bessere Ausnützung der Nahrung und die Schulung seines Verdauungsapparates erreichen"

Dr. F.X. Mayr

Die Begeisterung über das „Häufchen", das ein kleines Kind zum ersten Mal in einen Topf macht, ist groß. Seine Mutter und mit ihr alle Umstehenden loben das Kind für diese Leistung, und niemand ekelt sich vor dem Geschäft. Auch Hundebesitzer beobachten oft mit Wohlgefallen, wenn ihr Vierbeiner „sich löst". Anschließend heben sie „das Geschäft", mit Plastikhandschuhen versteht sich, zur Entsorgung vorsichtig in eine Tüte.

Warum haben wir gegen unsere eigenen Ausscheidungen und besonders gegen die der anderen eine große Aversion? Warum ekeln wir uns? Die Erklärung liegt offensichtlich an dem unangenehmen Geruch. Kot riecht nun einmal unangenehm, der eigene meist weniger, weil er uns eher vertraut ist.

Heute verrichtet jeder sein Geschäft für sich hinter verschlossener Tür. Die Bezeichnung „Stuhlgang" rührt übrigens vom Leibstuhl her, der im 18. Jahrhundert entwickelt wurde und aus einem Holzstuhl mit eingebautem Nachttopf zur Aufnahme der Fäkalien bestand.

Die erwähnte Abneigung rührt auch daher, dass unser Geruchssinn in eine Richtung gelenkt wird, in der natürliche Düfte, vor allem unangenehme, nicht mehr vorhanden sind. Alles muss gut, frisch und sauber duften. So boomt die Industrie, die künstliche Aromen herstellt: Wäsche riecht aprilfrisch, auch wenn sie nie einen Windhauch gespürt hat. Erdbeerjoghurt verbreitet einen Duft von aromatischen Erdbeeren, den er oft nur der Chemie verdankt. Künstliche Duftwolken ziehen durch unser Leben: Das Auto riecht würzig nach Nadelwald und das Badezimmer nach der Karibik.

Auch das WC-Becken ist ein dankbarer Abnehmer für Geruchstöter und Duftverbreiter. Dennoch, unser Stuhl gehört zu uns, und was da nun in der Toilettenschüssel landet, ist das Resultat einer Mahlzeit nach etwa 24 Stunden. Es ist schon bewundernswert, welche Verdauungsarbeit ganz ohne unser willentliches Zutun in uns stattgefunden hat. Denn mit der aufgenommen Nahrung hat dieses Endprodukt gar keine Ähnlichkeit mehr. Der Darm hat dafür gesorgt, dass unserem Körper Nährstoffe wie Eiweiß, Fette und Kohlehydrate in klein zerlegten Molekülen zur Verfügung gestellt werden. Gleichzeitig hat er Vitamine, Mineralien und Spurenelemente aus dem Essen gewonnen. Die Milliarden Zellen auf seiner Oberfläche führen dem Organismus alle Stoffe zu, die er zum Aufbau, Wachsen und Energiebedarf braucht.

Das Wunder der Umwandlung

Franz Xaver Mayr bezeichnet den Verdauungskomplex als Wurzel der Pflanze Mensch. Er umfasst die Mundhöhle, Rachen, Speiseröhre, Magen, Dünn- und Dickdarm. Zu ihm gehören Anhangdrüsen wie die Speicheldrüsen der Mundpartien, die Leber mit der Gallenblase, die Bauchspeicheldrüse sowie Milliarden von Schleimhautdrüsen im Magen-Darm-Bereich. Das harmonische Zusammenwirken aller dieser Teile ergibt die normale Verdauung.

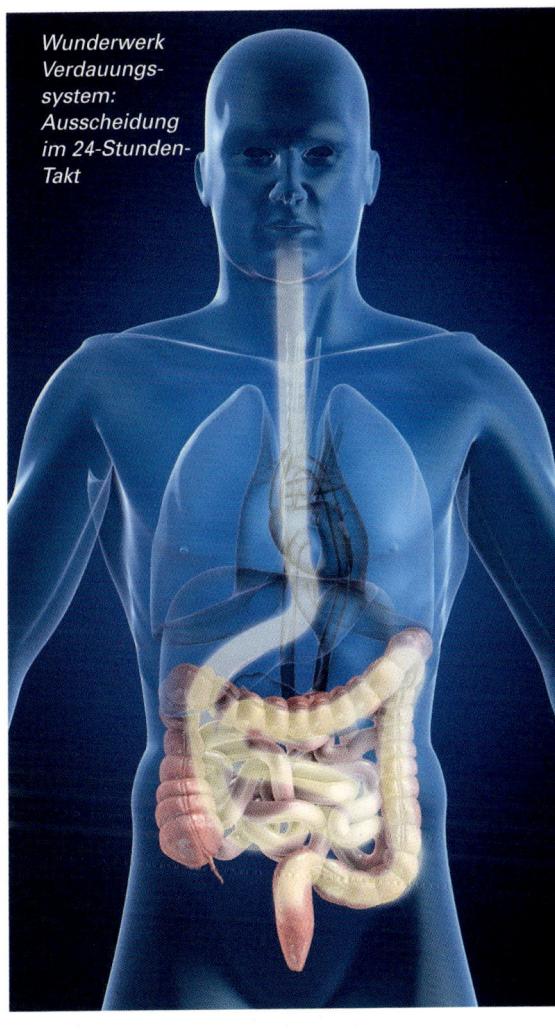

Wunderwerk Verdauungssystem: Ausscheidung im 24-Stunden-Takt

Der Verdauungsapparat ist auch für die Blutreinigung zuständig

63

Verdauen heißt jedoch nicht nur, Stuhl zu produzieren, sondern auch die aufgenommene Nahrung mechanisch, chemisch und bakteriell richtig aufzuschließen und in Körpersubstanz und Kraft umzuwandeln. Erst die nicht verwertbaren Abfallstoffe werden ausgeschieden.

Und noch eine wichtige Aufgabe kommt dem Verdauungsapparat zu: die Aufgabe der Blutreinigung. Wie die Abwässer einer Fabrik müssen die bei jeder Zelle frei werdenden Stoffwechselabfälle, die so genannten Schlackenstoffe, ausgeschieden werden. Von der Zelle werden sie ins Blut und weiter zu den Ausscheidungsorganen transportiert.

Je inhaltsreicher und nahrhafter die Nahrung ist, desto mehr Arbeit ergibt sich für den Darm, der als ein riesiger Muskel dementsprechend gefordert wird. Bei weißem Toast zum Beispiel hat es der Darm zu leicht. Die Folge: Er erschlafft auf Dauer wie ein Sportler, der nicht trainiert. Er wird faul und trägt zur Auswölbung des Bauches bei. Doch wie eigentlich sollte der ideale Stuhl beschaffen sein?

Weißbrot unterfordert den Darm. In der Folge erschlafft er, vernachlässigt seine Aufgaben und trägt zur Bauchbildung bei

Da er ein deutliches Zeichen unserer körperlichen Verfassung ist, muss auch dieses Thema besprochen werden. Peinliche Gefühle sind hier völlig fehl am Platz. Zitieren wir noch einmal den berühmten Fastenarzt Franz Xaver Mayr: „Der von einem gesunden Verdauungsapparat erzeugte Stuhl sollte wurstförmig geformt sein, mit abgerundeten Enden, infolge eines Schleimüberzuges an der Oberfläche leicht glänzend. Mangels Gasbeimischungen geht er im Wasser unter und weist nur geringen charakteristischen Geruch auf. Die Entleerung des Stuhls wird vom gesunden Darm auf säuberlichste Weise vollzogen, weshalb merkliche Beschmutzung des Afters ein Zeichen für die fast allgemeine Verbreitung des chronischen Verdauungsschadens ist. Gesunde Tiere, etwa Hunde, Katzen, Pferde und

Ziegen verunreinigen sich durch die Darmentleerung nicht. Es ist nicht einzusehen, dass ausgerechnet der Mensch hierbei eine traurige Ausnahme bilden soll."

Die Verdauung – so unterschiedlich wie der Mensch

So unterschiedlich die Menschen sind, so verschieden ist auch ihre Verdauung. Einige suchen die Toilette nur alle zwei Tage auf, andere dagegen „müssen" bis zu dreimal täglich. Das alles ist kein Zeichen von Krankheit.

Wichtig ist es, den Darm an eine bestimmte Zeit der Entleerung zu gewöhnen, wobei morgens der ideale Zeitpunkt ist. Die Einübung einer regelmäßigen Darmentleerung sollte übrigens in drei bis sechs Wochen möglich sein. So geht man täglich zur gleichen Zeit auf die Toilette, auch wenn kein Drang zu spüren ist. Entspannt, bei tiefer Bauchatmung, wartet man ab, bis sich der Stuhldrang einstellt. Eine Bauchselbstmassage vorher fördert die Entleerung.

Dieser Morgenrhythmus sollte möglichst auch am Wochenende oder im Urlaub eingehalten werden. Dabei kann ein

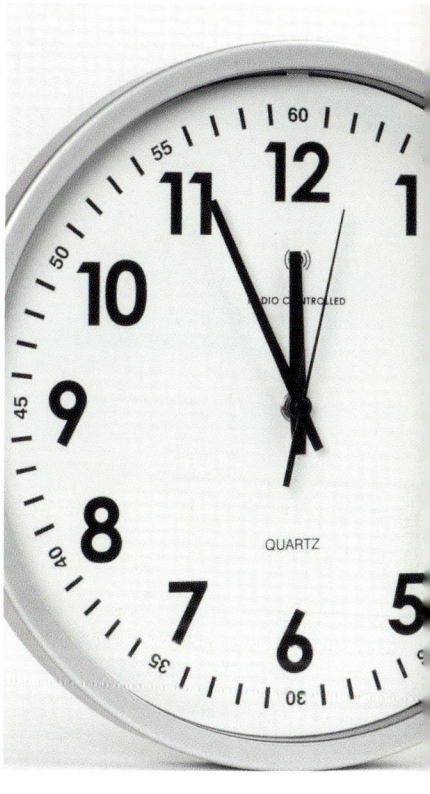

Der Darm sollte an bestimmte Zeiten der Entleerung gewöhnt werden

Glas lauwarmes Wasser, auf nüchternen Magen getrunken, anregend wirken. Der regelmäßige Gang zur Toilette schließt aus, dass es durch ein Aufschieben des Stuhldrangs – weil es gerade zeitlich oder organisatorisch nicht in den Tagesablauf passt – zu einer chronischen Darmträgheit (Obstipation) kommt.

Die richtige Pflege

Nachdem nun so ausgiebig und offen das Thema Verdauung und Stuhlgang behandelt wurde, zum Abschluss noch einige Tipps für eine richtige Reinigung des Darmausganges. Toilettenpapier sollte nicht das einzige Mittel der Reinigung sein, um Stuhlreste wegzuwischen. Ideal ist ein Waschen des Körperbereiches mit Wasser im Bidet, unter der Dusche, in der Badewanne oder auch im Handwaschbecken. Haben Sie auch keine Hemmungen, den Po-Bereich täglich mit einem reinen Öl zu verwöhnen.

Der Reinigung mit Toilettenpapier sollte eine Reinigung mit Wasser folgen – idealerweise im Bidet

Wie oft am Tag cremen oder salben die Menschen ihre Lippen ein? Ist unser Darmausgang weniger wichtig, nur weil er sich auf der anderen Seite des Körpers befindet? Er hat es genauso nötig. Denn ist er spröde oder verunreinigt, kann es zu unterschiedlichen Beschwerden und sogar Krankheiten kommen.

Feuchttücher sind übrigens keine gute Alternative zum Waschen oder Reinigen mit Öl. Sie enthalten chemische Zusätze, was der empfindliche Darmausgang nicht mag. Würden Sie Ihren Mund damit abwischen wollen? Einige Gedankenspiele

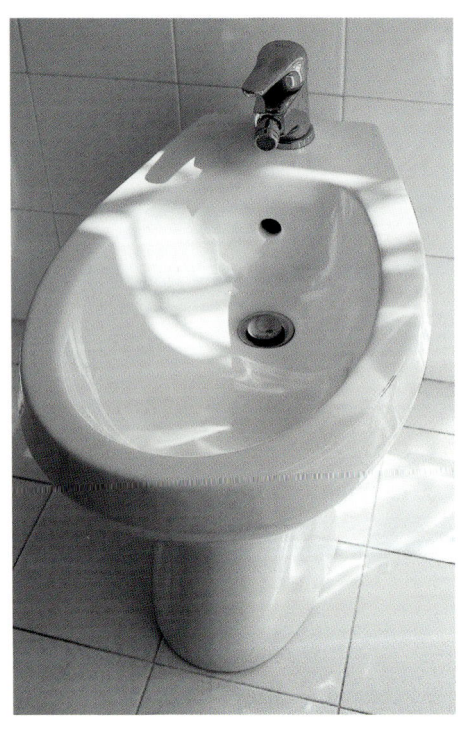

Sanfte und saubere Reinigung:
das Waschen im Bidet

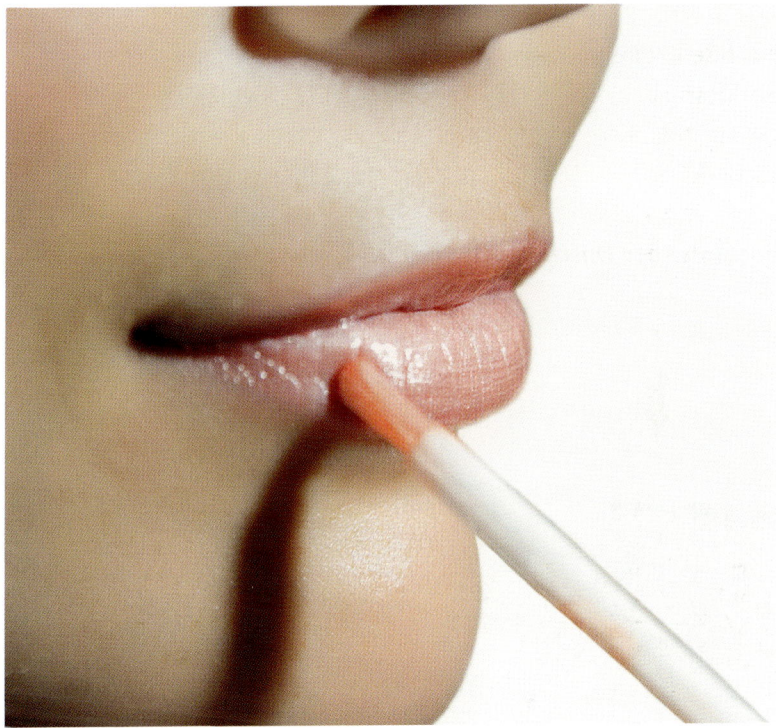

Die gleiche Pflege, die wir unseren Lippen als dem Tor zu unserem Verdauungstrakt zukommen lassen, sollten wir auch dem Darmausgang gönnen

machen manchmal deutlich, wie verkrampft wir zumeist mit unserem Körper umgehen. Übrigens: In fast jedem Badezimmer oder WC ist auch Platz für ein Bidet. Diese Anschaffung lohnt sich! Auch eine Flasche Öl in Reichweite, es kann einfaches Rapsöl sein, hilft bei der Reinigung des Pos.

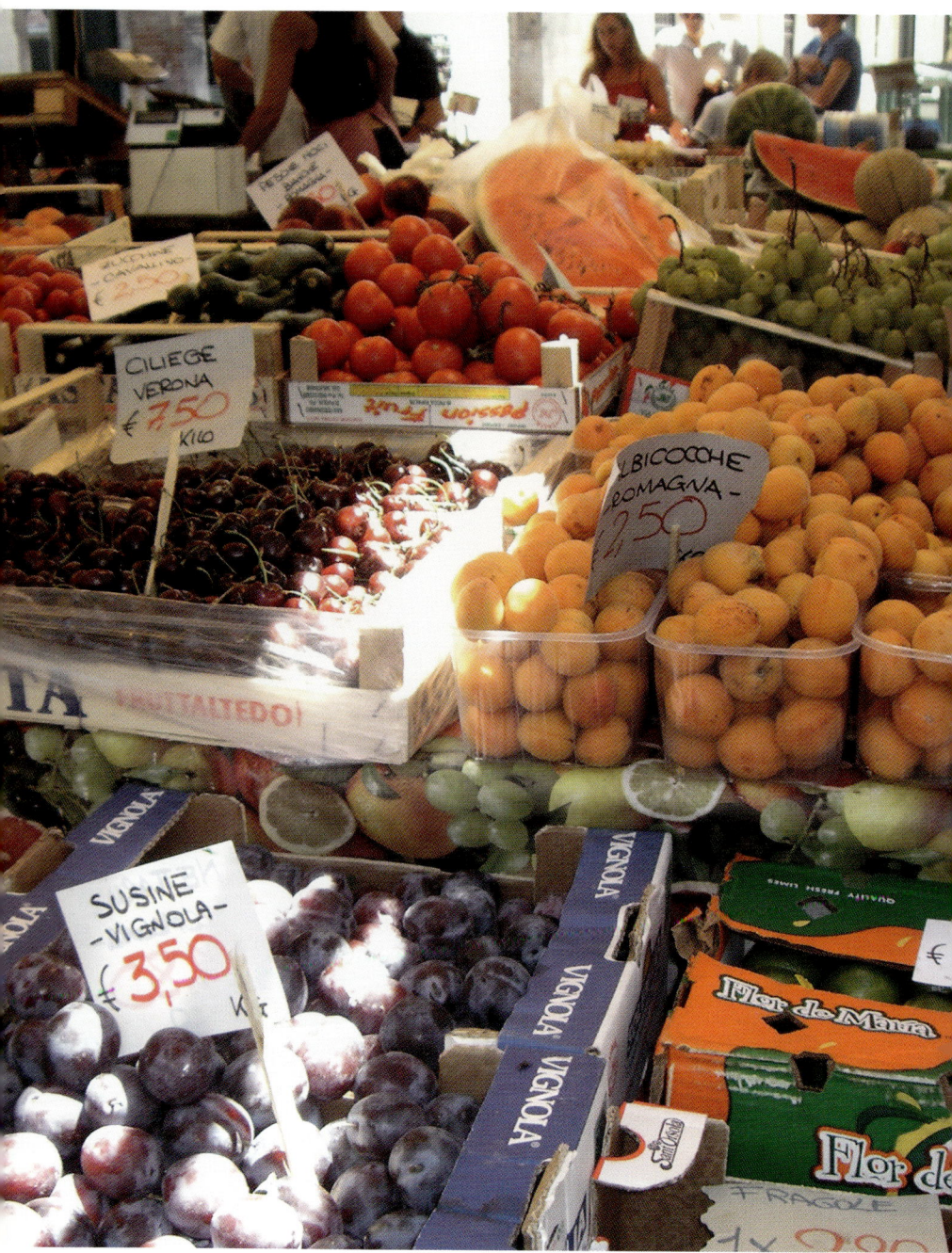

Werden Sie zum Genießer

Die Natur deckt den besten Tisch

Ein Wochenmarkt ist ein Genuss für alle Sinne. Obst und Gemüse aus biologischem Anbau bieten eine Fülle an gesunden Nährstoffen

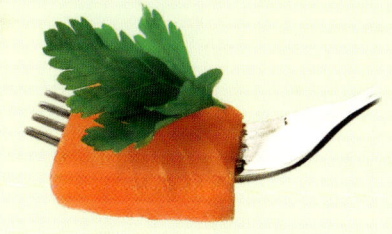

„Man soll dem Leib etwas Gutes bieten, damit die Seele Lust hat, darin zu wohnen"

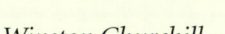

Winston Churchill

Eine besondere Anziehungskraft üben seit jeher die bunten Wochen-
märkte aus, ob auf dem Land oder in der Stadt. Und ganz besonders
auch im Urlaub. Wie viel Freude macht es, in dem bunten Treiben
Obst, Gemüse, Salate, Kräuter, Gewürze, wie auch Brot, Käse und
Fisch frisch aus der Region zu bewundern und zu erwerben. Es ist
ein Genuss für alle Sinne.

Vergleichen Sie in Gedanken einmal einen Marktbesuch mit einem
Gang durch die Konserven- und Fertiggericht-Abteilung eines
Supermarktes. Hersteller wie auch die Werbung bemühen sich mit
naturnahen Fotos plakativ Käufer zu gewinnen. Wenn man aber
die Zutatenliste auf mancher Verpackung liest, ist der Anteil an
künstlichen Zusatzstoffen wie Farbstoffen, Konservierungs- und
Verdickungsmittel erschreckend hoch.

Essen soll uns Energie, Vitalität und Gesundheit schenken

Es liegt allein an uns, für welche Lebensmittel wir uns
entscheiden, ob wir uns gut ernähren oder voll stop-
fen. Wenn Sie sich für Frisches, Natürliches entscheiden, ergeben sich so viele Variationsmöglichkeiten,
dass Sie bald ein eigenes Kochbuch darüber schreiben
könnten. Mein „Kursbuch", in dem ich fast täglich blät-
tere und lese und immer wieder staune, welche wunderbaren, auch
heilenden Wirkstoffe in einfachen Lebensmitteln enthalten sind,
heißt „Kursbuch gesunde Ernährung" aus dem Zabert Sandmann-
Verlag. „Die Nahrungspflanzen, die uns Mutter Erde in verschwen-
derischer Fülle schenkt, sind unsere wichtigste Überlebensnah-
rung", schreibt die Ernährungsexpertin Ingeborg Münzing-Ruef.
Wir wollen natürlich nicht nur „überleben", sondern auch genießen.
Essen soll Freude bereiten, vor allem in Gesellschaft, und es soll uns
Energie, Vitalität und Gesundheit schenken.

Die ideale Zubereitungsform ist das kurze Dünsten. Rohkost und
frisch gepresste Säfte sollten in Maßen konsumiert werden. Empfehlenswert ist es, Salate und frisches Obst vor dem Essen zu verzehren.
Ab nachmittags und auch abends, so rät Renate Collier, sollte kein

Salat oder Obst mehr gegessen werden, da sich sonst Fuselalkohole bilden können, die im Darm gären.

Frühstücken wie ein König

Morgens sollten Sie reichhaltig frühstücken. Ein wahres Poweressen verbirgt sich beispielsweise in folgendem Rezept: Eine halbe Tasse Haferflocken mit heißem Wasser übergießen und mit einer halben Tasse Soja-, Reis-, Ziegen- oder Kuhmilch mischen. Je einen EL Sanddornsaft, Leinöl, Braunhirse, Weizenkeime und Flohsamenschalen unterrühren. Dazu einen Apfel oder eine Birne reiben und nach Bedarf mit Mandeln, Rosinen und etwas Honig süßen.

Dieses Frühstück können Sie natürlich nach eigenem Belieben verändern, kürzen oder erweitern. Wer beispielsweise keine Braunhirse mag, lässt diese einfach weg.

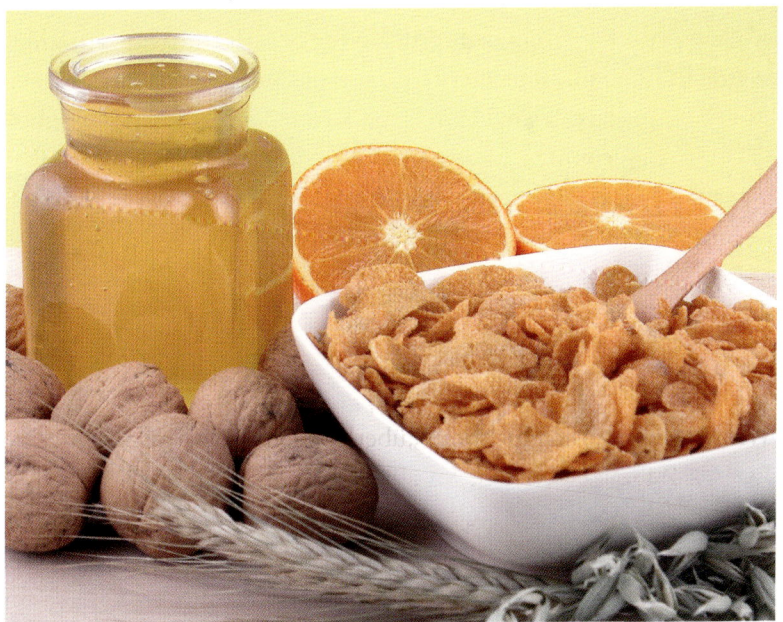

Wer sich etwas Gutes tun will, frühstückt ausgiebig. Diese morgendliche Mahlzeit kann darüber entscheiden, ob wir uns den Tag über wohl fühlen

Ein schmackhaftes, gesundes Mittagessen kann zum Beispiel aus Pellkartoffeln mit Leinöl oder schwedischem Albaöl (schmeckt nach Butter) mit Kräuterquark bestehen. Auch gedünstetes Gemüse, das

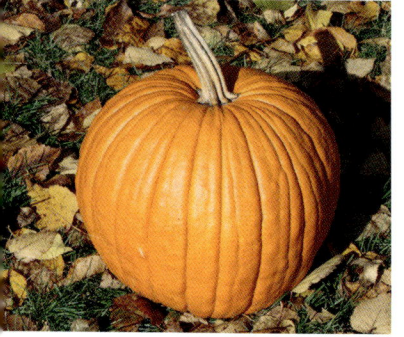

man je nach Geschmack mit etwas Butter und Nüssen bzw. Mandeln anreichern kann, sowie Obst und Salat der Saison sind ideal für den Mittagstisch.

Abendessen – leicht und bekömmlich. Eine Wohltat für die Verdauung ist es, sich gegen Abend eine leichte bekömmliche Suppe zu gönnen. Dazu eignen sich fast alle Gemüsesorten, beispielsweise Kürbis oder Mohrrüben, die mit drei Kartoffeln, einem Esslöffel Gemüsebrühe und einer

Leicht und bekömmlich: eine Kürbissuppe am Abend

großen Prise Kurkuma gedünstet werden. Anschließend wird alles mit dem Mixer püriert. Etwas Crème fraîche oder Albaöl verfeinern den Geschmack.

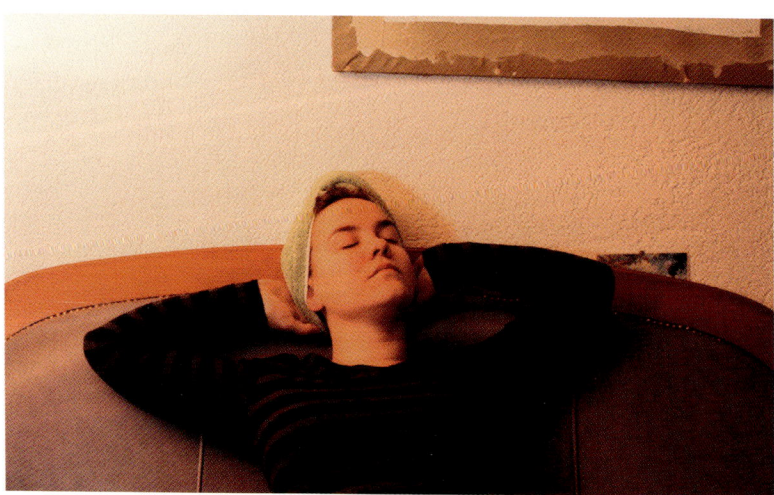

Leichte Gerichte tragen zur abendlichen Entspannung bei

Wenn Sie vermeiden wollen, dass die Nahrung auf Ihren Hüften landet, sollten Sie sich nach jeder Mahlzeit eine halbe Stunde Ruhe gönnen. Anschließend bewegen Sie sich für eine halbe Stunde. Es muss kein Leistungssport sein. Ein flotter Spaziergang in der freien Natur reicht völlig aus, um den Verdauungsapparat in Schwung zu bringen.

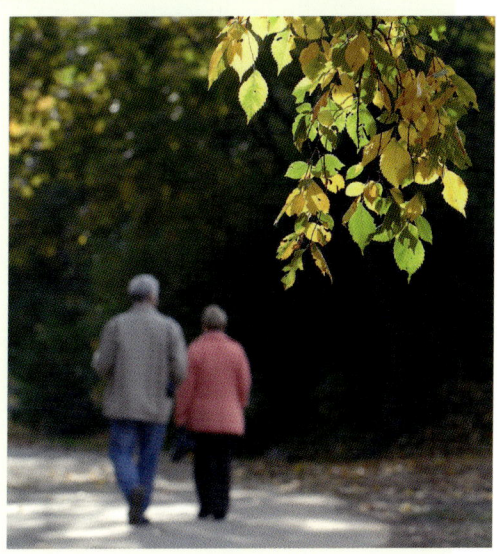

Wie wir unseren Körper erziehen können

Die Meinungen, wie viele Mahlzeiten am Tag sinnvoll sind, gehen auch unter Experten stark auseinander. Es versteht sich von selbst, dass ein Kranker anders ernährt werden muss, als ein gesunder Mensch und beispielsweise mehr Zwischenmahlzeiten braucht. Generell hat es sich jedoch bewährt – und darauf weisen auch neuere Studien aus der Ernährungswissenschaft hin – zwischen Frühstück, Mittagessen und Abendbrot jeweils eine Pause von vier bis fünf Stunden einzulegen. Das mag am Anfang schwer fallen. Doch der Körper gewöhnt sich an den veränderten Rhythmus und stellt sein Bedürfnis nach ständigen Naschereien ein.

Generell hat es sich bewährt – darauf weisen auch neuere Studien aus der Ernährungswissenschaft hin – zwischen Frühstück, Mittagessen und Abendbrot jeweils eine Pause von vier bis fünf Stunden einzulegen

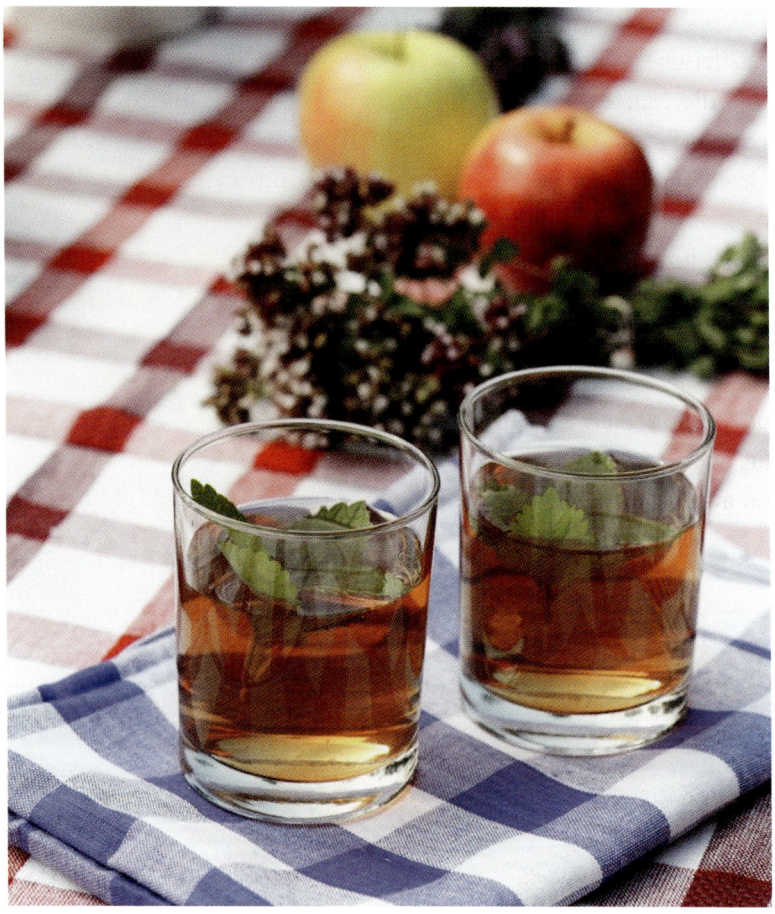

Ein Tee mit Kräutern und Gewürzen tut dem Magen gut und belebt die Sinne

Die Ernährungsumstellung in Kombination mit der Bauchselbst-massage hat zudem noch einen positiven Nebeneffekt: Man verliert an Gewicht, ohne eine Diät zu machen. Sollte einen zwischendurch doch einmal der Hunger plagen, so ist der Verzehr von ungesüßten Reiswaffeln oder einigen Mandeln, die ausgiebig gekaut werden soll-ten, im grünen Bereich. Als Getränke sind stilles Wasser und unge-süßter Tee empfehlenswert.

Kreieren Sie Ihren eigenen Tee

Ob frische oder getrocknete Pfefferminze, Fenchelsamen, Cystus, Kamille, Malven oder Ringelblumen – die Welt der Teesorten ist unerschöpflich. Besonders wohltuend sind Tees in Kombination mit Gewürzen wie Kurkuma, Anis, Thymian, Kümmel, Oregano, Ingwer oder Lavendel. Experimentieren Sie einfach mal selbst, spüren Sie auch hier in sich hinein und kreieren Sie den Tee, der Ihnen momentan am meisten zusagt. Das Angebot in Bioläden, Reformhäusern, Teegeschäften oder Apotheken ist sehr reichhaltig. Achten Sie aber auf unbelastete Teesorten und Kräuter aus ökologischen Anbaugebieten.

Ob frische oder getrocknete Pfefferminze, Fenchelsamen, Cystus, Kamille, Malven oder Ringelblumen – die Welt der Teesorten ist unerschöpflich

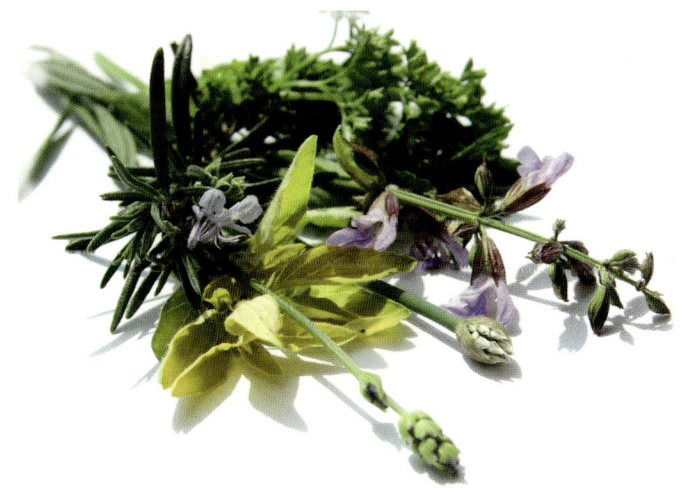

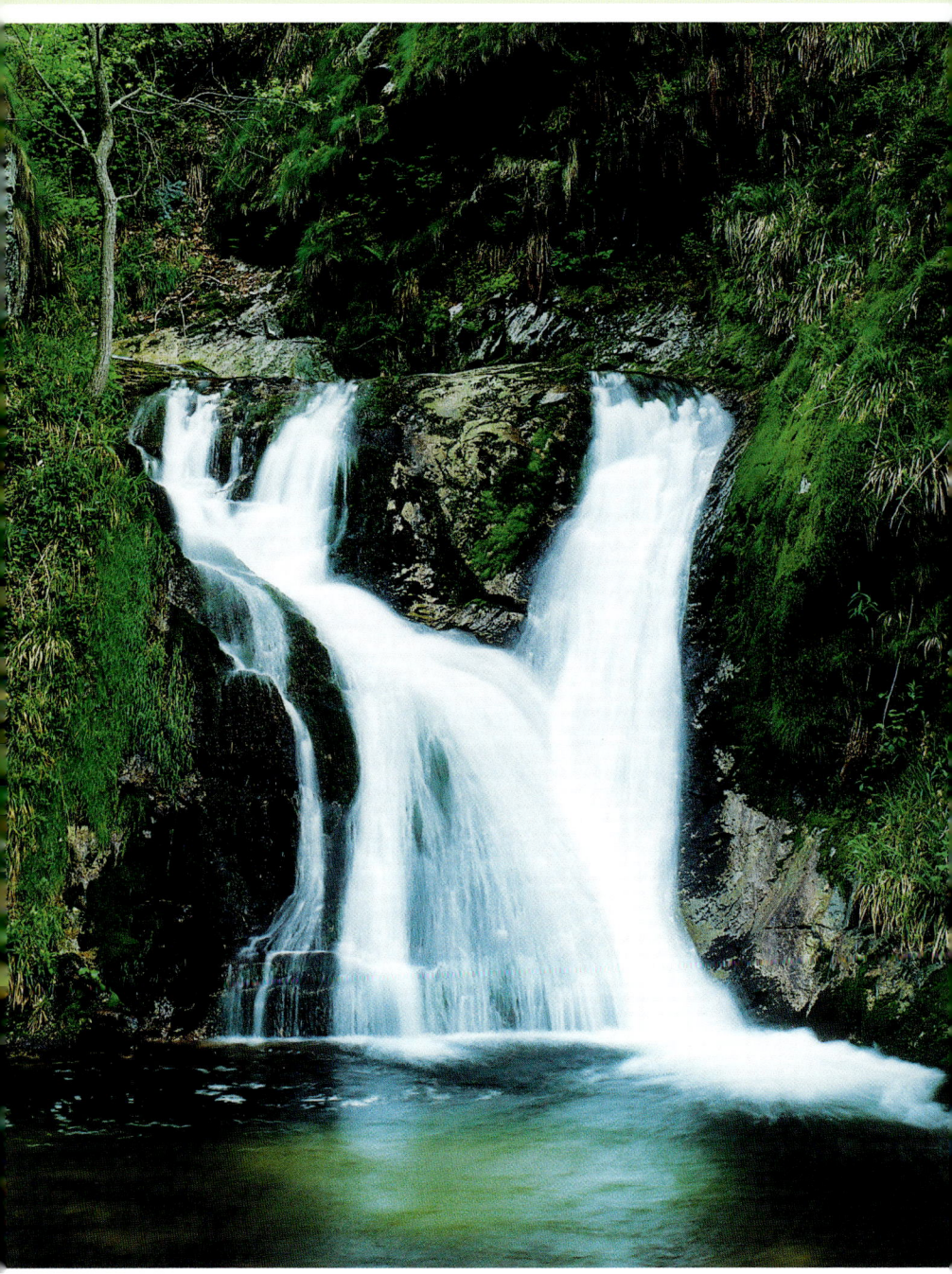

Tipps rund um den Bauch

Natürliche Verdauungshilfen – von Flohsamen, Salbei, Leinöl bis Wasser, Wickel, Wärme

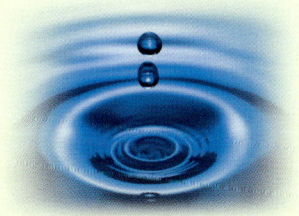

„Deine Nahrungsmittel seien deine Heilmittel"

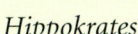

Hippokrates

Für die Gesundheit von Bauch und Darm lässt sich neben der Bauchmassage und einer gesunden Ernährung einiges tun. Im Folgenden möchte ich Ihnen deshalb die wichtigsten Tipps, die sich schon vielfach in der Praxis bewährt haben, nicht vorenthalten.

TIPP 1: Flohsamenhüllen als Darmreiniger

Die Flohsamenschalen (Plantago psyllium), eine südländische Wegerichart, gelten in den USA – und zunehmend auch bei uns – als schonendes Darmregulans (Colon cleanser). Wichtig ist, die Hüllen zu verwenden, da sie eine bessere Resorptionswirkung als der ganze Samen haben. Im Darm quellen sie um das 20-fache auf. Dabei saugen sie wie ein Schwamm Fäulnisbakterien und Darmgifte auf und bringen diese zur Ausscheidung. Durch die mechanische Dehnung wird die Darmkontraktion angeregt und die Passagezeit des Stuhls verkürzt. Flohsamenhüllen sollten stets in Verbindung mit reichlich Flüssigkeit eingenommen werden.

Flohsamenhüllen bremsen auch den Hunger

Flohsamen fördern das Wachstum von darmfreundlichen Laktobazillen und die Vitaminsynthese im Darm. So haben klinische Studien bei zahlreichen Beschwerden wie Analfissuren, Hämorrhoiden sowie schwangerschafts- und Wochenbett bedingter Verstopfung deutliche Verbesserungen gezeigt. Flohsamenhüllen wirken sich auch positiv auf den Stoffwechsel von Blutfett und Glukose aus. Sie bremsen zudem die Hungergefühle und sind zu jeder Zeit ein gesunder Magenfüller.

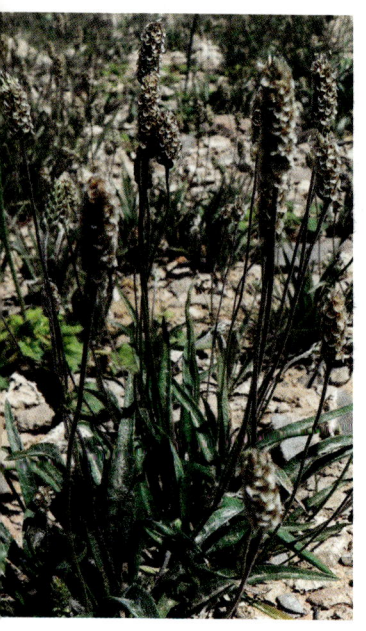

Schonendes Darmregulans: Flohsamenschalen binden Bakterien und Gifte

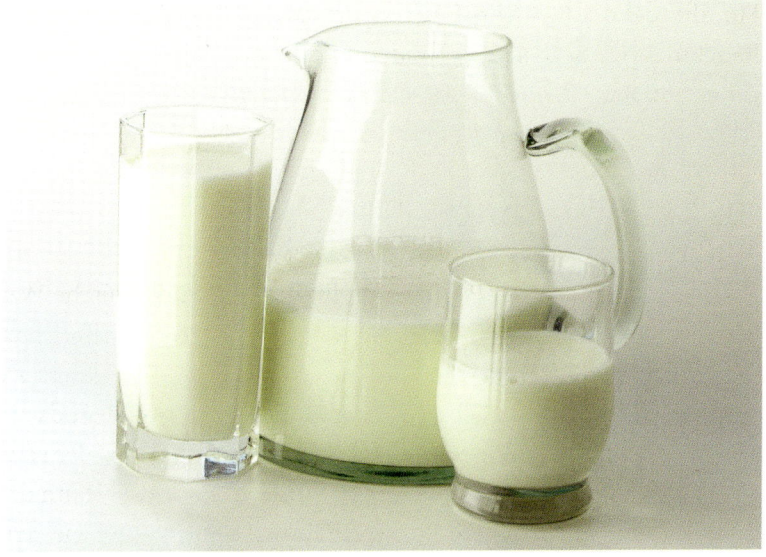

Flohsamenhüllen kann man in allerlei Speisen mischen.
So beispielsweise auch in Milch

Werden die Samenhüllen in Speisen gemischt, verzögern die Ballaststoffe die Magenentleerung, wodurch es zu einer langsameren Abgabe von Kohlehydraten in den Darm kommt. Dies bewirkt, dass Glukose nicht zu rasch ins Blut abgegeben wird, wodurch die typisch hohe Insulinfreigabe nach dem Essen verzögert wird. Dies wiederum wirkt sich günstig bei einer Über- wie auch Unterzuckerung aus. Außerdem binden die löslichen Ballaststoffe die Gallensäure, wodurch es in der Leber zu einer erhöhten Cholesterinausscheidung kommt.

Schmackhaft sind die Hüllen, wenn sie nach einer Quellzeit von zehn bis 15 Minuten in Säfte, Süßmolke, Mandel- oder Reismilch eingerührt werden. Die Flohsamenhüllen eignen sich auch gut zum Andicken von Pudding, roter Grütze und Suppen. Eine Einnahme auf leeren Magen (2 EL mit 500 ml Flüssigkeit) bewirkt innerhalb von zwei bis acht Stunden eine voluminöse Stuhlentleerung.

TIPP 2: Salbei gegen unangenehmen Geschmack im Mund

Oft wird nach der Darmselbstmassage durch die Entgiftung ein unangenehmer Geschmack im Mund empfunden. Statt Kaugummi zu kauen oder Pfefferminzbonbons zu lutschen, kann man auch ein frisches Salbeiblatt zerkauen. Substanzen aus dieser uralten Heilpflanze haben sich als entzündungshemmend, bakterien- und pilztötend erwiesen. **Salbei fördert zudem die Fettverdauung und wirkt im Magen- und Darmbereich – vor allem als Tee getrunken – krampflösend und reinigend.**

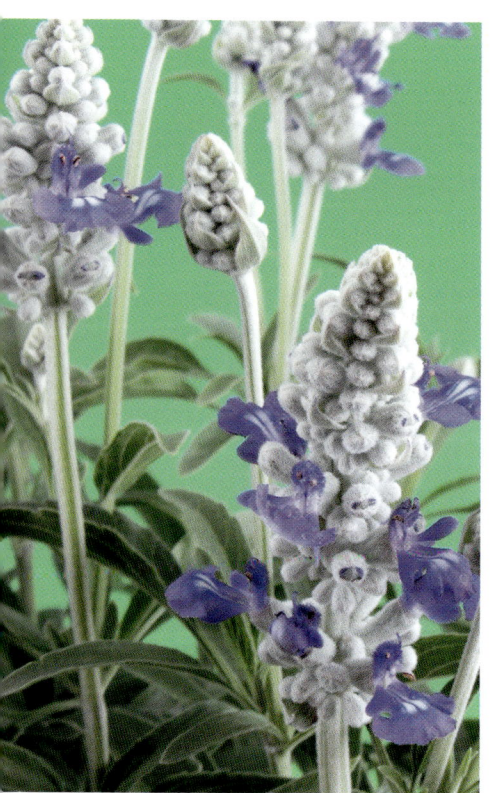

Das Kauen von Salbeiblättern wirkt auch entzündungshemmend

TIPP 3: Regelmäßige Mahlzeiten

Achten Sie einmal darauf, wie oft Sie sich tagsüber irgendetwas in den Mund stecken! Das ist für viele eine Angewohnheit, die sie kaum registrieren, die aber dennoch eine negative Wirkung auf den Körper hat. Denn die Verdauungsorgane werden ständig angeregt und kommen nicht zur Ruhe. Essen Sie nur, wenn Sie wirklich Hunger haben. Versuchen Sie möglichst, die empfohlenen vier bis fünf Stunden Pause zwischen den Mahlzeiten einzuhalten.

Essen Sie vor allem abends bescheiden (ideal ist eine leichte Gemüsesuppe) und dafür morgens mehr. Und kauen Sie jeden Bissen gut durch – bis zu 30 Mal. Sie fühlen sich dadurch nicht nur schneller gesättigt, auch der Darm hat ein leichteres Spiel bei der Verwertung der Lebensmittel. Niemals, so rät Darmexpertin Dr. Renate Collier, sollte man zu den Mahlzeiten trinken, da der Darm sonst überfordert ist. Ihre Empfehlung: Getränke nur bis zu einer Stunde vor und zwei Stunden nach dem Essen!

TIPP 4: Natriumarmes Trinkwasser putzt den Darm

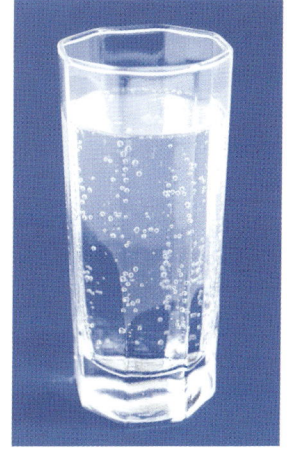

Natriumarmes Trinkwasser ist ein natürliches Reinigungsmittel für den Körper und sollte nicht nur bei einer Diät oder Fastenkur getrunken werden, sondern reichlich und jeden Tag. Stündlich einen Schluck Quellwasser ohne Kohlensäure zu genießen, besser noch

Schon die alte Lehre des Ayurveda hatte erkannt: Ein Glas warmes Wasser – mehrmals am Tag getrunken – entschlackt den Körper und reinigt den Darm

Hochgebirgs-Quellwasser mit einer hohen OHM-Zahl, das dient vor allem den Nieren dazu, optimal auszuscheiden. Für den Darm ist morgens nach dem Aufstehen ein Glas warmes, abgekochtes Wasser eine Wohltat.

TIPP 5: Warme Wickel für den Bauch

Jede Art von Wärme, ob von außen oder von innen, tut unserem Bauch gut und trägt zum Wohlbefinden bei. Besonders nützlich können warme Bauchwickel sein. Denn diese unterstützen die Auflösung und Ausscheidung von Schlackenstoffen und sind ein bewährtes Mittel zur Gewichtsabnahme. Sie wirken einerseits beruhigend und stimulieren andererseits Blut- und Lymphkreislauf auf positive Weise.

Und so wird's gemacht: Reservieren Sie die nächste halbe Stunde nur für sich und Ihren Bauch. Tauchen Sie ein Leinentuch in möglichst

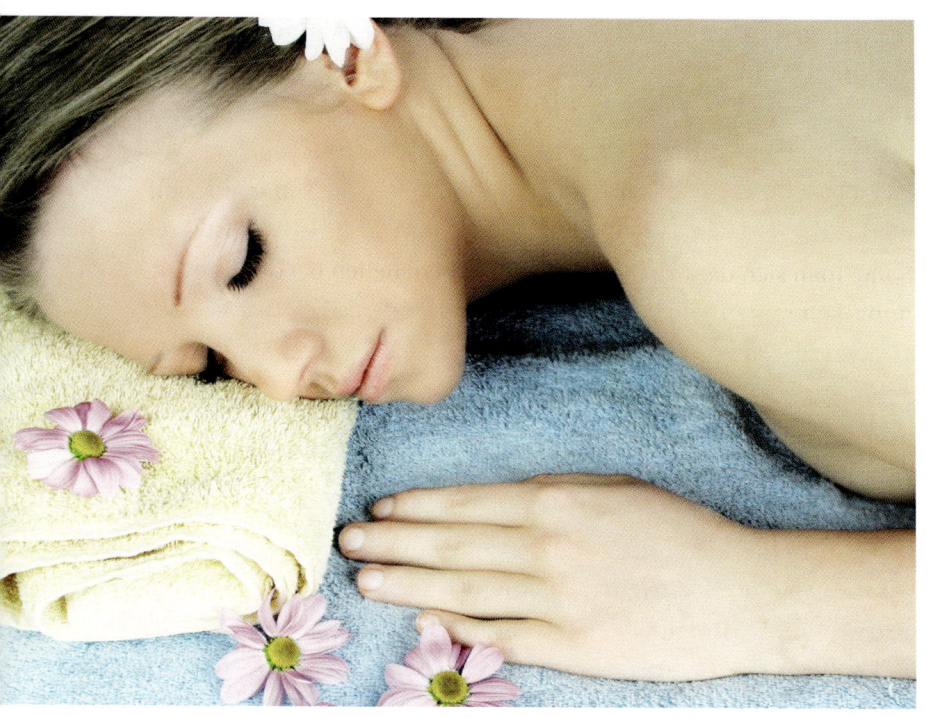

Eine Wohltat für den Bauch: heiße Tücher und Wickel

warmes Wasser und wringen Sie es gründlich aus. Wickeln Sie das Tuch um Ihren Bauch, worüber Sie dann ein angewärmtes Handtuch und anschließend eine Wolldecke oder einen großflächigen Schal binden. Wichtig ist, dass Sie nicht frieren. Darum sollten Sie zusätzlich noch eine Wärmflasche benutzen. Sie können in dem Wickel liegend heißen Linden- oder Holunderblüten-Tee trinken. Wenn der Wickel abgekühlt ist, legen Sie ihn wieder ab.

TIPP 6: Abführmittel – besser nicht!

Abführmittel wirken ziemlich prompt, da sie die Eigenbewegung des Darms durch einen Reiz auf die Darmschleimhaut anregen. Diese künstliche Reizung zerstört jedoch auf Dauer die Sensibilität und die Fähigkeit der Verdauung. Auch pflanzliche Abführmittel und Tees mit getrockneten Sennesschoten oder -blättern, Kreuzdornbeeren, Faulbaumrinde oder Rhabarberwurzeln führen schon nach wenigen Tagen in eine Abhängigkeit.

Der Darm gibt seinen Reflex zur selbstständigen Entleerung auf, wird regelrecht faul und arbeitet nicht mehr ohne diese Hilfsmittel. Sollte man sich daran schon gewöhnt haben, helfen bei der Entwöhnung Leinsamen, Flohsamenschalen und andere Ballaststoffe. Wer seinen Darm zu einer regelmäßigen Entleerung erzieht, braucht ohnehin keine Abführmittel mehr.

TIPP 7: Leinöl schützt die Darmwand und hält die Haut jung

Hochwertiges, kalt geschleudertes Leinöl soll, wie Wissenschaftler an den Universitäten in Toronto und South Dakota/USA in Versuchen mit Tieren nachgewiesen haben, die Entstehung von Dickdarmkrebs verhindern können. Verantwortlich für diese krebsvorbeugende Wirkung sind die im Leinöl enthaltenen Omega-3-Fettsäuren.

Zu einem Ölwechsel in der Küche rät auch Prof. Dr. Peter Axt, der Leinöl als wahres Beauty-Öl bezeichnet. Der Anteil an Omega-3-Fettsäuren von 61,5 g pro 100 g Lebensmittel liegt noch weit vor Hanf (20,2 g) und Wallnussöl (10,1 g). Zum Vergleich: Distel-, Traubenkern- und Sonnenblumenöl haben je nur 0,5 g pro 100 g.

Leinsamen zu Leinöl verarbeitet, besitzt den höchsten Anteil an Omega-3-Fettsäuren, denen eine vor Krebs schützende Wirkung nachgesagt wird

83

Zum guten Schluss

Nun haben Sie neben der Anleitung zur Bauchselbstmassage eine Fülle von Informationen rund um den Bauch erhalten. Sollten Sie über längere Zeit massive gesundheitliche Verdauungsprobleme haben, ist es ratsam, nicht zu experimentieren, sondern fachmännischen, medizinischen Rat einzuholen.

Gehören Sie jedoch zu den Menschen, denen es „eigentlich" gut geht, dann wissen Sie nach dem Lesen des Bauch-Ratgebers, dass es Ihnen künftig noch sehr viel besser gehen kann. Sie müssen dazu weder hungern, noch sich sonst irgendwie einschränken.

Das Wunderbare ist, alle Chancen liegen bei Ihnen. Nutzen Sie sie!

■ Beginnen Sie gleich heute mit der Bauchselbstmassage
■ Seien Sie nicht fanatisch oder verbissen
■ Gehen Sie ein wenig nachsichtig mit sich selbst um
■ Hören Sie auf Ihre innere Stimme
■ Nehmen Sie Komplimente dankend an
■ Geben Sie Ihr Wissen an andere weiter

So bleibt mir nur noch, Ihnen eine gute Zeit voller Lebensfreude und strahlender Gesundheit zu wünschen.

Naturheilpraxis Vera A. Kafka
Strietkamp 1a
24576 Bad Bramstedt
Tel.: 0 41 92 - 46 35
Fax: 0 41 92 - 81 62 05
E-Mail: info@naturheilpraxis-
kafka.de
www.naturheilpraxis-kafka.de

Weg der Mitte
Ganzheitliches Gesundheits-
zentrum
Kloster Gerode
Wirkungsstätte von Dr. Renate
Collier von 1994 bis 1999
Aufbau der Therapieform und
Weiterentwicklung (Kuren,
Selbsthilfeprogramm und Aus-
bildung)
Weg der Mitte gem. e.V.
37345 Gerode
Tel. 0 360 72-82 00
Medizinische Leitung:
Reimund Grewe
www.wegdermitte.de

**Internationale Gesellschaft der
Mayr-Ärzte**
www.fxmayr.com

Prof. Dr. Peter Axt
www.bleibjung.de

Maria Köllner
www.mariakoellner.de
E-Mail: info@mariakoellner.de
Buchtipp:
Maria Köllner „Die Lamafrau",
Via Nova Verlag,
ISBN 978-3-86616-072-9,
Euro 14,95

Ein herzliches Dankeschön

Gibt es Zufälle? Ich glaube eher an Fügungen. So hat alles seinen Sinn in einem unendlichen Kreislauf. Auf unserem Weg durch das Leben haben wir viele Begegnungen. Manchmal sind es auch Tipps oder Hinweise, die dazu bestimmt sind, uns zu helfen und gut zu tun.

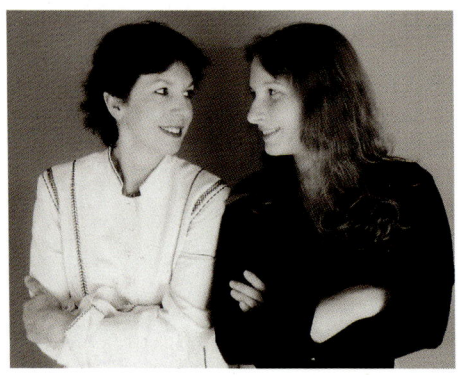

Die Autorin mit ihrer ältesten Tochter Victoria, von der sie beruflich große Unterstützung erfährt

Durch meine interessante Arbeit als Journalistin und Autorin habe ich seit mehr als 30 Jahren das Glück, viele dieser Wegweiser für ein besseres, gesünderes Leben als wunderbare Geschenke zu erhalten. So ist es auch mit der Bauchselbstmassage und ihrer fantastischen, nachhaltigen Wirkung gewesen. Ich danke dem Zufall, der mir eine erste Begegnung mit dieser Therapie beschieden hat.

Besonders danke ich meiner Verlegerin Monica Ritter, die alles, was dem Menschen, der Seele und dem Körper gut tut, seit mehr als 20 Jahren so vielen Lesern durch ihr Gesundheitsmagazin BIO und die BIO-Ratgeber-Bücher vermittelt. So wie auch jetzt die sanfte Bauchselbstmassage.

Diese ist zwar keine Neuerfindung, aber ein verborgener Schatz. Neu ausgegraben und ins rechte Licht gerückt, kann er das Leben vieler Menschen bereichern.

Ich danke meiner Tochter Victoria, die mich bei meinen Arbeiten stets organisatorisch unterstützt. Und die sich überzeugen lässt, wenn eine Therapie zweifelsfrei Erfolg verspricht. Auch sie wendet die Bauchselbstmassage inzwischen mit Begeisterung an.

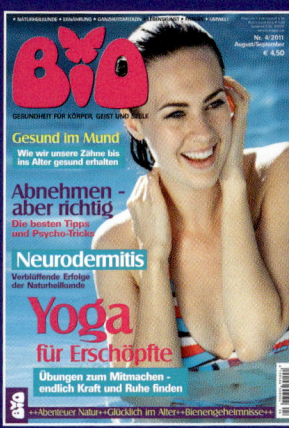
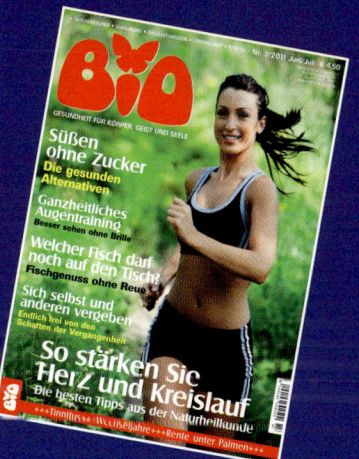

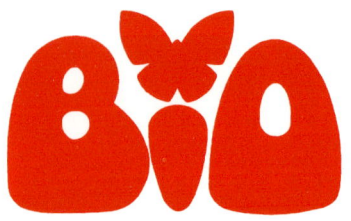

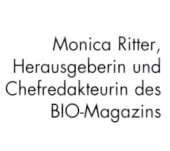
Monica Ritter,
Herausgeberin und
Chefredakteurin des
BIO-Magazins

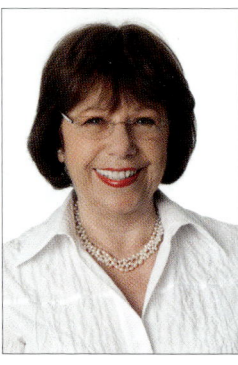

Das erfolgreiche Gesundheitsmagazin für Körper, Geist und Seele

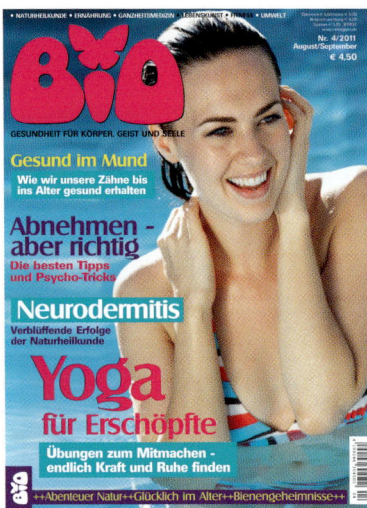

Liebe Leserin, lieber Leser,

mehr als 25 Jahre auf dem Markt etabliert, bringt BIO alle zwei Monate eine Fülle hilfreicher Anregungen ins Haus. Viele wichtige und interessante Neuigkeiten, wenn es um ganzheitliches Gesundwerden und – bleiben geht. Die fundierten Berichte über sanfte Medizin, Naturheilkunde, Ernährung, Lebenskunst, spirituelles Leben und Wellness – von renommierten Autoren verfasst – haben schon viele einen Weg aus der Krise finden lassen. Zudem: Unser bewährter Leserservice steht Ihnen jederzeit mit einem Rat zur Seite.

Wir schicken Ihnen gern ein kostenloses BIO-Probeheft zu. Also am besten gleich unten stehenden Gutschein ausfüllen und absenden.

Mit den besten Wünschen und herzlichen Grüßen
Ihre

Monica Ritter

www.biomagazin.de
Hier finden Sie immer aktuelle
BIO-Online-Themen

Gutschein für Ihr BIO-Gesundheitsmagazin

Allen Einsendern dieses Coupons bieten wir die Gelegenheit, BIO kostenlos kennenzulernen und gründlich Probe zu lesen.

Das BIO-Abo erhalten Sie für nur € 27,00 (6 Hefte pro Jahr) per Post bequem frei Haus. Sie sparen fast 10%! (SFr. 57,– und übriges Ausland € 29,90). Einfach nebenstehenden Coupon ausfüllen.

Sollten Sie sich nicht für ein Abo entscheiden können, so teilen Sie uns dies einfach innerhalb von 10 Tagen nach Erhalt des Probeheftes formlos auf einer Karte mit.

Das Heft (neue Ausgabe) dürfen Sie auf jeden Fall behalten. Bitte keine Vorauszahlung leisten, sondern die Rechnung abwarten.

Name

Vorname

Straße

PLZ, Ort

Datum, Unterschrift   BS/11

BIO Ritter GmbH, Verlag und Versand, Monatshauser Str. 8, D-82327 Tutzing/Starnberger See
Tel. 08158/8021, Fax 08158-997430, www.biomagazin.de